JASCC
がん支持医療ガイドシリーズ

患者さんのための
がんの
リハビリテーション
診療 Q&A

監修｜日本リハビリテーション医学会
編集｜日本がんサポーティブケア学会

金原出版株式会社

発刊にあたって

　がん治療の基本は，外科療法，薬物療法，放射線療法ですが，「療法」とは治療のしかた，つまり治療の方法であり，「食事療法」「運動療法」も同じ扱いとなります。運動療法はリハビリテーション学にもとづいて病院では診療・治療として行われています。脳卒中，心臓病の患者さんには多大な恩恵があることが証明されており，がん患者さんにも同様に非常に有効な治療です。しかし，がん患者さんへのリハビリテーション診療は他の疾患と異なり病院では入院でしか保険が使えません。なぜか，外来にて行う治療ではないと評価されています。自己負担でがん患者さんがリハビリテーション診療を受けなければならい現状を踏まえると，まずは患者さんやご家族にリハビリテーション診療の意義をご理解いただき，自宅でのリハビリを実践していただくことが重要です。本書はそのための教科書でありますが，読者の皆様が理解しやすいように質問を厳選し，その質問に対する信頼できる情報を提供するためにQ（クエスチョン）＆A（アンサー）として出版されました。

　日本がんサポーティブケア学会（Japanese Association of Supportive Care in Cancer; JASCC）は，基本的ながん治療に加えて，副作用の予防，軽減，そして患者さんが困っていることを少しでも解決するために『がん支持医療ガイドシリーズ』として出版しています。本書も，そのひとつです。他の多くの課題についてのガイドは，日本がんサポーティブケア学会の web サイト（http://jascc.jp/wp/wp-content/uploads/2018/12/book02.pdf）に紹介されています。

　さて，本書は日本がんサポーティブケア学会のなかで，がん患者さんのリハビリテーション医療について最新の研究成果を診療に応用することを検討する，部会と呼ばれる組織のメンバーが作成に関与しました。医療者用の診療ガイドラインとは異なり，患者さんとご家族（市民），そしてリハビリテーション診療が専門でない医療者のために書かれた本です。

　診察室で，あなたが受けている基本的ながん治療に加えて，ぜひリハビリテーション診療について学び，あなたにどのようなリハビリテーション診療が有効か，まず医療者に質問してください。ただし，専門の医師の指導にもとづかない運動療法はかえってがん治療に悪影響を及ぼす危険性もあります。リハビリテーション診療も同様です。正しい知識と，そばにいる医療者の指導のもとに，病院，あるいは自宅でのリハビリをされることをお勧めします。

　最後に，執筆をしていただいた『がんリハビリテーション部会』の部会員の皆様のご努力に感謝申し上げるとともに，監修をしていただいた日本リハビリテーション医学会の皆様に心より御礼申し上げます。また，出版に際しご尽力いただいた金原出版の藤嶋氏に深謝いたします。

2023 年 5 月

日本がんサポーティブケア学会

理事長　佐伯俊昭

もくじ

第1章 総論

第2章 肺がん

第3章 消化器がん

第4章 前立腺がん

本書の利用にあたって

　本書は，医療者用の診療ガイドラインを作成した専門家が，患者さん向けに役立つ情報を解説したものです。その内容は科学的根拠にもとづいていますが，個々の身体の状態や病気の進行度はさまざまですので，すべての患者さんにあてはまるとは限りません。診断や治療に関する疑問は，まず担当医におたずねいただき，本書はそのようなときの参考としてご利用ください。

　なお，本書に記載の診療を受けた結果，期待される効果が得られなかったり，本書を利用することで何らかの不利益が生じたりしても，日本がんサポーティブケア学会，日本リハビリテーション医学会は，それらに対して責任を負いません。また，本書は医療者用の診療ガイドラインと同じく，訴訟等の資料となるものではありません。

　以上をご了解いただいたうえで本書のご利用をお願いいたします。

　本書では何らかの診療行為を行うことを勧める際，あるいは行わないことを勧める際に，その強さの度合いを，次の2段階の表現を用いて記載しています。これらは医療者用の診療ガイドラインで使用されている「推奨度（推奨の強さ）」を表す指標を，わかりやすい表現に置き換えたもので，科学的根拠にもとづき決定されているものです。

> ①〜することを／〜しないことを推奨（強く推奨）する
> ②〜することを／〜しないことを提案（弱く推奨）する

がんのリハビリテーション診療の概要

がんのリハビリテーション診療とは？

　がんになると，がんそのものによる痛みや食欲低下，息苦しさ，だるさによって今までどおり動けなくなったり，手術やがん薬物療法，放射線療法などを受けることによって身体機能が落ちたり，損なわれたりすることがあります。その結果，家庭生活や学校，職場復帰にあたって大きな障害となり，QOL（生活の質）は低下してしまいます。

　障害には，脳や脊髄の腫瘍による手足の麻痺，舌やのどのがんによる話すことや食べ物を飲み込むことの障害，乳がん手術後の肩の運動障害や腕のむくみ，子宮がん手術後の足のむくみ，がん薬物療法や放射線療法で安静・不活動な状態が続くことによる手足の筋力や体力の低下，骨や筋肉のがんによる歩行障害など，さまざまなものがあります。これらの障害に対してリハビリテーションを行うことで，患者さんの回復力や QOL を高め，できるだけ早く家庭や社会に復帰することが可能です。これが，がんのリハビリテーションの大きな役割です。

　リハビリテーションは，がんと診断された直後から，進行した時期まで，治療のどのような時期においても受けることができます。診断された直後から始める「予防的リハビリテーション」，治療と並行して受ける「回復的リハビリテーション」，再発／転移の時期には「維持的リハビリテーション」，症状緩和を中心とした医療が行われるときには「緩和的リハビリテーション」と，がんの治療の時期に応じて，リハビリテーション診療の目的や役割が異なります（**図**）。

リハビリテーションを受けるには？

　多くのがん診療連携拠点病院では，がん患者さんのリハビリテーションについて十分な知識と経験をもつスタッフがいる，リハビリテーション室や必要な機器があるなどの基準を満たしており，入院中であれば，適切なリハビリテーション診療を受けることができます。また，それ以外の病院でも，リハビリテーション診療を受けることができる場合があります。

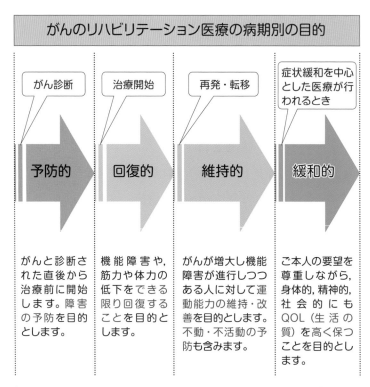

がんのリハビリテーション医療の病期別の目的

がん診断	治療開始	再発・転移	症状緩和を中心とした医療が行われるとき
予防的	回復的	維持的	緩和的
がんと診断された直後から治療前に開始します。障害の予防を目的とします。	機能障害や，筋力や体力の低下をできる限り回復することを目的とします。	がんが増大し機能障害が進行しつつある人に対して運動能力の維持・改善を目的とします。不動・不活動の予防も含みます。	ご本人の要望を尊重しながら，身体的，精神的，社会的にもQOL（生活の質）を高く保つことを目的とします。

（がん情報サービス，がんのリハビリテーション医療の病期別の目的）
https://ganjoho.jp/public/dia_tre/treatment/rehabilitation/index.html

　退院後に自宅で生活される場合には，退院するときにリハビリテーション専門職（リハビリテーション科医，理学療法士，作業療法士，言語聴覚士等）に身体機能の状態や自宅の環境などを評価してもらい，日常生活活動（ADL）を維持・向上するためのアドバイスを受け，在宅リハビリテーションのプログラムを組み立ててもらいます。「がん患者リハビリテーション料」は入院中であることが診療報酬算定の要件であり，外来では算定できないため，医療保険制度で通院でのリハビリテーションを受けることができるがん診療連携拠点病院は，全体の4割程度です。がんの患者さんを対象にした外来リハビリテーションの算定ができないことが主な原因です。一方，介護保険制度で訪問リハビリテーションや通所リハビリテーションを利用できる場合があります。自宅で過ごす場合にどのような制度を利用できるかについて，かかりつけ医や病院に所属するメディカルソーシャルワーカー（MSW），ケアマネジャーに相談してみましょう。市区町村役場の介護保険課で相談することもできます。

がんのリハビリテーション診療 5 カ条

　がん患者さんの生存率や生存期間が向上し，QOL が重要視されるようになったいま，リハビリテーションの重要性はさらに高まっていくでしょう。より高い効果を得るためには，患者さん自身がリハビリテーションの必要性をよく理解し，がんと診断された直後から担当医と相談しながら，リハビリテーション専門職のサポートを積極的に受けていくことが大切です。 最後にまとめとして，「がんのリハビリテーション 5 カ条」をご覧ください。

がんのリハビリテーション 5 カ条

1. がんの進行や治療により身体的・心理的なダメージを受けても，「がんになったのだから仕方ない」とあきらめないようにしましょう。
2. がんと診断された直後から，リハビリテーション専門職のサポートを積極的に受けていきましょう。
3. 手術前と手術後早期からリハビリテーションを受けて，合併症を防ぎ，後遺症を軽減するようにしましょう。
4. がん薬物療法や放射線療法による体力低下・副作用の改善，QOL（生活の質）の向上にもリハビリテーションは有効です。
5. 積極的な治療ができなくなった時期にも，リハビリテーションは症状軽減，日常生活支援，QOL の向上に有効です。

用語集

本書に登場する用語について，わかりやすく説明する用語集です。必要に応じて確認しながら読みましょう。

◆がんサバイバー
　がんの診断を受けたときから死を迎えるまでの，すべての段階にある人（がん経験者）のことをいいます。

◆ハフィング
　声を出さずに勢いよく息を吐く方法で，のどもとにたまった痰を一気に押し上げる働きをします。

◆喀痰（かくたん）
　一般に痰とよばれています。主に咳をしたときに，のどの方から出てくる粘液状のものです。

◆バイタルサイン
　「生命徴候」のことで，「脈拍」「呼吸」「体温」「血圧」「意識レベル」の5つが基本となります。

◆抵抗運動
　抵抗のかけ方はさまざまですが，自主トレーニングでは，弾性のあるエクササイズバンドを伸ばす運動で負荷をかけます。

◆可動域
　関節を動かすことのできる範囲で，通常は角度で表します。

◆用手的リンパドレナージ
　施術者の手により，皮膚の上からリンパ液の流れを誘導し，リンパ浮腫を軽減することを目的として行う手技です。

◆造血幹細胞移植

通常のがん薬物療法や免疫抑制療法だけでは治すことが難しい血液がんや免疫不全症に対して行う治療です。

大量の薬物療法や全身への放射線療法からなる移植前処置のあとに，自身またはドナーから採取した造血幹細胞（骨髄のなかで白血球や赤血球，血小板などの血球をつくりだすもとになっている細胞）を点滴で投与します。

◆フレイル

加齢により心身が老い衰えた状態のことをいいます。

◆サルコペニア

加齢により生じる筋肉量の減少と筋力の低下のことをいいます。

◆廃用症候群

過度に安静にすることや活動性が低下したことにより，身体に生じるさまざまな心身の症状や機能の低下のことをいいます。

◆認知機能障害

言葉を記憶したり，物事に注意を向けたり，それにもとづいて行動を構成したり，実際の作業を行うことに困難が生じる状態のことをいいます。

◆遂行機能障害

物事を順序立てて行うことが難しくなる状態のことをいいます。

◆がん悪液質

通常の栄養サポートでは完全に回復することができず進行性の機能障害にいたる，骨格筋量の持続的な減少（脂肪量減少の有無を問わない）を特徴とする，さまざまな要因によって引き起こされる症候群のことをいいます。

◆徒手療法

理学療法士や作業療法士などが直接的に手で関節を動かしやすくしたり，筋肉の収縮を促したり，動作（動き）を誘導するなどすることを「徒手的」といい，このような治療を徒手療法といいます。

◆well-being

"well-being" とは，世界保健機関（WHO）が示す「健康とは，病気でないとか，弱っていないということではなく，肉体的にも，精神的にも，そして社会的にも，すべてが満たされた状態」のことをいいます。

◆PNF（proprioceptive neuromuscular facilitation：固有受容性神経筋促通法）

　身体の位置や動きといった感覚だけではなく，視覚や聴覚などのさまざまな感覚への刺激を活用して，弱くなった筋肉の収縮を促し，筋力の向上や骨や関節の機能を改善する徒手的な方法のことをいいます。

◆筋膜リリース

　筋肉は「筋膜」という膜につつまれていますが，この膜が硬くなったり動きが鈍くなると，身体や関節の動きが悪くなり，痛みが生じます。「筋膜リリース」は，この筋膜の動きを促し，痛みの緩和を図ることで身体の動きをよくする徒手的な方法のことをいいます。

◆漸進的筋弛緩法（progressive relaxation）

　筋肉に力を入れるなど緊張させた後に力を抜いて弛緩するときに感じることができる「くつろぎ」の感覚を体験し，力を抜く（筋肉を弛緩する）範囲を徐々に広げていくようにします。このように筋肉の緊張を和らげることで不安などを軽減するように行動を促す治療法のことをいいます。

◆TENS（transcutaneous electrical nerve stimulation：経皮的電気神経刺激）

　低周波のように，痛みを抑制する電気刺激による治療方法のことをいいます。鎮痛の効果は色々な研究結果がありますが，痛みを脳に伝える神経よりも太い神経に伝わる感覚があると痛みが和らぐといった「ゲートコントロール理論」はそのひとつです。

第1章
総論

Q1 がん患者さんのリハビリテーションに関する
　　　診療ガイドラインはあるでしょうか？

Q2 がんのリハビリテーションでは，
　　　どのように患者さんの状態を評価するのでしょうか？

Q1 がん患者さんのリハビリテーションに関する診療ガイドラインはあるでしょうか？

A がんのリハビリテーションに関して，がんの種類や治療別の包括的なガイドラインは多くありません。海外では，アメリカがん協会（ACS）から発表された「がん患者の栄養と身体活動に関するガイドライン」，アメリカスポーツ医学会（ACSM）から発表された「がん患者の運動療法に関するガイドライン」，National Comprehensive Cancer Network（NCCN）から発表された「サバイバーシップケアのためのガイドライン」があります。日本では，2013年にはじめて「がんのリハビリテーションガイドライン」が発表され，2019年には第2版が発表されました。

解説 がん患者さんに対するリハビリテーション治療について，多くの臨床研究が実施され，その有効性が検証されつつありますが，世界的にも包括的なガイドラインはごく限定されたものしかありません。

欧米では，がんのリハビリテーションに関連する包括的なガイドラインが5つ公開されています[1-5]。アメリカがん協会（American Cancer Society：ACS）は，2003年に「がん治療中・後の栄養と身体活動に関するガイドライン」を発表[1]，2006年および2012年に改訂版が発表されました[2,3]。2012年の改訂では，「がんサバイバーのための栄養と身体活動に関するガイドライン」と名称が変更されました。がん治療中・後の患者に対する栄養と運動療法に関する提言が，病期（がんの治療中，治療後の回復期，安定期およびがんが進行した病期）やがんの種類（乳がん，大腸がん，血液がん，肺がん，前立腺がん，上部消化管と頭頸部がん）別に記載されています。また，2012年の改訂では，一般向けのページが設けられ，一般向けにわかりやすくガイドラインを解説しています。そのなかで，がんサバイバー*の日常生活における目標として，健全な体重の維持，活動的な生活習慣，健康的な食生活を推奨しています。

　2010年にアメリカスポーツ医学会（American College of Sports Medicine：ACSM）から発表されたがん患者さんの運動に関するガイドライン[4]では，体力の改善を目的とした有酸素運動と全身の筋力強化を目的とした筋力トレーニングの具体的な内容ががんの種類（乳がん，婦人科がん，前立腺がん，大腸がん，血液がん，造血幹細胞移植）別，病期や治療の内容（放射線療法，がん薬物療法）別に記載されています。また，同年（2010年）には，ACSMのガイドラインをもとにした「がん患者のための運動前スクリーニングと運動処方のガイドライン」[5]が発表されました。このガイドラインでは，治療中や治療後の活動性の低い患者でも適切な運動ができるように，運動前に評価（スクリーニング）を行い，運動の回数・強度・時間，運動の種類にもとづいて，患者の状態に応じた運動処方を提案しています。

　全米を代表するがんセンターで結成されたガイドライン策定組織（National Comprehensive Cancer Network：NCCN）は「サバイバーシップケアのためのガイドライン」[6]を公開しています。2018年版では，がん患者において懸念される問題として，心臓の障害，不安・抑うつ・苦悩，認知機能低下，全身倦怠感（けんたいかん），リンパ浮腫，ホルモン関連症状，疼痛（とうつう），性機能障害，睡眠障害，健康的なライフスタイル，免疫機能・感染が取り上げられ，推奨されるケアの方法が述べられています。

　日本では，がんの種類・治療目的・病期別の包括的な診療ガイドラインとして，2013年に「がんのリハビリテーションガイドライン」が発表されました[7]。2019年には第2版[8]が発表され，日本癌治療学会のホームページから閲覧することができます[9]。また，一般向けの手引き書として，がん情報サービスから「がんとリハビリテーション医療」が公開されています。

▶ アメリカスポーツ医学会の運動に関するガイドライン[4]

　がん治療後の患者さんに対して，アメリカスポーツ医学会が推奨する運動は，①週150分以上の中等度の有酸素運動（ウォーキング，自転車エルゴメータなど），および②週2〜3日の大きな筋肉（大胸筋・広背筋・大腿四頭筋など，各筋8〜12回）を

> ＊がんサバイバー
> 　がんの診断を受けたときから死を迎えるまでの，すべての段階にある人（がん経験者）のことをいいます。

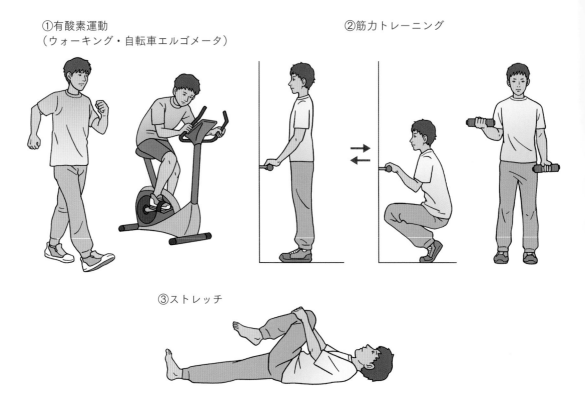

①有酸素運動
（ウォーキング・自転車エルゴメータ）

②筋力トレーニング

③ストレッチ

図1　アメリカスポーツ医学会が推奨する運動

中心とした筋力トレーニングとストレッチです（**図1**）。筋力トレーニングは，スクワットや腕立て伏せなど自分の体重で負荷をかけて行う自重トレーニング，専用のおもり（ダンベルなど）やゴムバンドを用いる方法，トレーニングマシーンで行う方法があります。運動の強度に関しては，簡便な方法として「ややきつい」と感じる自覚的な強さ（自覚的運動強度）が目安になります。

　運動は，医療機関などでリハビリテーション専門職（リハビリテーション科医，理学療法士・作業療法士など）に指導してもらいながら行うことが望ましいです。体力，筋力，がんやその治療の状態，がん以外の合併症（心臓や呼吸器など）や運動に関係する運動器の問題（腰痛や膝痛，骨粗鬆症など）を考慮して，適切な運動方法や強さ，頻度を設定します。状態が安定し，適切な運動が習得できたら，自宅やジムなどの施設で継続しましょう。

文 献

1) Brown JK, Byers T, Doyle C, et al. American Cancer Society: Nutrition and physical activity during and after cancer treatment: an American Cancer Society guide for informed choices. CA

Cancer J Clin. 2003; 53:268-91.

2）Doyle C, Kushi LH, Byers T, et al. 2006 Nutrition, Physical Activity and Cancer Survivorship Advisory Committee; American Cancer Society: Nutrition and physical activity during and after cancer treatment: an American Cancer Society guide for informed choices. CA Cancer J Clin. 2006; 56: 323-53.

3）Rock CL, Doyle C, Demark-Wahnefried W, et al. Nutrition and physical activity guidelines for cancer survivors. CA Cancer J Clin. 2012; 62: 243-74.

4）Schmitz KH, Courneya KS, Matthews C, et al. American College of Sports Medicine roundtable on exercise guidelines for cancer survivors. Med Sci Sports Exerc. 2010; 42: 1409-26.

5）Jones LW, Eves ND, Peppercorn J. Pre-exercise screening and prescription guidelines for cancer patients. Lancet Oncol. 2010; 11: 914-6.

6）NCCN Guidelines Version 1. 2018 Survivorship, National Comprehensive Cencer Network.

7）日本リハビリテーション医学会. がんのリハビリテーションガイドライン. 金原出版, 2013.

8）日本リハビリテーション医学会. がんのリハビリテーション診療ガイドライン. 金原出版, 2019.

9）日本癌治療学会：がん診療ガイドライン, リハビリテーション
http://www.jsco-cpg.jp/rehabilitation/（2022年5月22日アクセス）.

10）がん情報サービス：診断と治療, がんとリハビリテーション医療.
https://ganjoho.jp/public/dia_tre/treatment/rehabilitation/index.html（2022年5月22日アクセス）.

Q2 がんのリハビリテーションでは，どのように患者さんの状態を評価するのでしょうか？

A がん患者さんにリハビリテーションを行うにあたり，がんの病態や治療方針，機能障害，能力低下（活動制限），社会的不利（参加制約）を評価することを推奨します。

汎用され，信頼性・妥当性が検証されている以下の評価尺度を用いることを推奨します。

①身体機能・活動の状態（PS）：Eastern Cooperative Oncology Group（ECOG）Performance Status Scale，Karnofsky Performance Scale（KPS）

②日常生活活動（ADL）：Barthel 指数（BI），Functional Independence Measure（FIM），Katz Index

③手段的日常生活活動（IADL）：Lawton IADL Scale

解説 がんのリハビリテーションを実施するうえでは，Performance Status（PS）すなわち実際の身体機能・活動の状態を的確に評価して，病状の進行や治療の効果を判定していくことが必要です。がん患者さんの PS を評価する尺度として，がん医療の現場で世界的に広く用いられているのは，Eastern Cooperative Oncology Group（ECOG）Performance Status Scale（表 1）や Karnofsky Performance Scale（KPS）（表 2）です。

日常生活活動（activities of daily living：ADL）とは，日常生活を送るために最低限必要な日常的な活動で，食事，整容，更衣，排泄，移動，入浴などのことです。がんに特化した尺度はなく，疾患を問わず使用できる Barthel 指数（BI）や機能的自立度評価法（Functional Independence Measure：FIM）および Katz Index が用いられています。一方，手段的日常生活活動（instrumental ADL：IADL）とは，ADL の次の段階であり，掃除，料理，洗濯，買い物などの家事や交通機関の利用，電話対応などのコミュニケーション，スケジュール調整，服薬管理，金銭管理，趣味などの動作の

表1 ECOG Performance Status Scale（PS）日本語版

Score	定義
0	全く問題なく活動できる。 発病前と同じ日常生活が制限なく行える。
1	肉体的に激しい活動は制限されるが，歩行可能で，軽作業や座っての作業は行うことができる。 例：軽い家事，事務作業
2	歩行可能で自分の身の回りのことはすべて可能だが作業はできない。 日中の50％以上はベッド外で過ごす。
3	限られた自分の身の回りのことしかできない。日中の50％以上をベッドか椅子で過ごす。
4	全く動けない。 自分の身の回りのことは全くできない。 完全にベッドか椅子で過ごす。

（Oken MM, Creech RH, Tormey DC, et al. Toxicity and response criteria of the Eastern Cooperative Oncology Group. Am J Clin Oncol. 1982; 5: 649-55. より）
日本語訳：http://www.jcog.jp/doctor/tool/ps.html

表2 Karnofsky Performance Scale（KPS）

	症状	介助の要・不要
100%	正常，臨床症状なし	正常な活動可能，特別のケアを要していない
90%	軽い臨床症状があるが正常の活動可能	
80%	かなりの臨床症状があるが努力して正常の活動可能	
70%	自分自身の世話はできるが正常の活動・労働は不可能	労働不可能，家庭での療養可能，日常の行動の大部分に症状に応じて介助が必要
60%	自分に必要なことはできるがときどき介助が必要	
50%	症状を考慮した看護および定期的な医療行為が必要	
40%	動けず，適切な医療および看護が必要	自分自身のことをすることが不可能，入院治療が必要，疾患が急速に進行していく時期
30%	全く動けず入院が必要だが死はさしせまっていない	
20%	非常に重症，入院が必要で精力的な治療が必要	
10%	死期が切迫している	
0%	死	

（Karnofsky DA, Ableman WH, Craver LF, et al. The use of nitrogen mustard in the palliative treatment of carcinoma. Carcer. 1948: 1; 634-56. より）

ことで，自分自身で自立した生活を送るうえで欠かせない能力です。IADL に関しては，Lawton IADL Scale が広く使用されています。

文献 ··

伊藤利之，江藤文夫，中村春基，他（編）. 新版 日常生活活動（ADL）第2版 評価と支援の実際. 医歯薬出版，2020.

第2章
肺がん

Q1 肺がんの手術前に，リハビリテーションを行った方がよいでしょうか？

A 肺がんの手術前に，リハビリテーション（運動療法，呼吸リハビリテーション）を行うことを提案します。

解説 リハビリテーションを病気や治療の経過に応じて行うことを提案します。
　手術前に運動トレーニング（運動療法）などを行うことにより，体力や身体の機能を維持して手術後も肺炎などの合併症を防ぐことがわかっています。治療経過のあいだに身体機能や体力が低下したり，からだの障害が続いたりするような場合にも，できる限り状態の改善をはかるリハビリテーションを行って日常生活上の動作や活動が維持できるようにしていきます。
　実際の内容としては，呼吸法や痰の出し方の練習，筋力トレーニングとストレッチ，息切れがきつくならない程度での全身運動などを行います。このようなリハビリテーションは，呼吸リハビリテーションや運動療法といわれます。肺がんの場合，手術後に痰を出しにくくなったりすることで肺炎などの合併症をおこすおそれがあったり，手術後に何らかの筋力低下などがおきる場合が考えられますが，手術前からこのような運動をしたり指導を受けたりすることによって，手術後の心身機能の回復も積極的に促され，対応もしやすくなると考えられます。また，進行がんの人では運動をした方が健康度は高く QOL（生活の質）も高いこともわかってきています。
　運動は全身状態などによってはリスクが高い場合もありますので，運動を行ってよいかどうか，運動をどこでどのように行えばよいのかについては，主治医やリハビリテーション科の医師，理学療法士・作業療法士とよく相談してください。

Q2 肺がんの手術後に，リハビリテーションを行った方がよいでしょうか？

A 肺がんの手術後に，リハビリテーション（運動療法）を行うことを提案します。

解説 リハビリテーションを病気や治療の経過に応じて行うことを提案します。

　手術後の運動トレーニング（運動療法）により，体力や身体の機能を維持して手術後の肺炎などの合併症を防ぐことがわかっています。また，痛みや苦痛がある際には，原因に応じた治療や薬物治療とあわせて，それぞれの状態に応じて動き方を工夫したりすることでQOL（生活の質）を維持するようにします。治療経過のあいだに身体機能や体力が低下したり，からだの障害が続いたりするような場合にも，できる限り状態の改善をはかるリハビリテーションを行って日常生活上の動作や活動が維持できるようにしていきます。

　実際の内容としては，手術後に病床から離床し日常の動作を行うこと，手足や体幹の筋力トレーニングとストレッチ，息切れがきつくならない程度での全身運動などを行います。退院後にご本人が自らに必要な運動できるような指導を受けられることも大切です。肺の手術後は，運動トレーニングを実施した方がQOLは高く息切れも少ないということがわかっており，手術前から引き続いて手術後の運動トレーニングを実施することにより，心身機能の回復も積極的に促され，対応もしやすくなると考えられます。また，再発や進行したがんの人の場合では，運動をした方が健康度は高く生活の質も高いこともわかってきています。

　運動は全身状態などによってはリスクが高い場合もありますので，運動を行ってよいかどうか，どこでどのように行えばよいのかについては，主治医やリハビリテーション科の医師，理学療法士・作業療法士とよく相談してください。

第 3 章
消化器がん

Q1 消化器がんで手術を受ける場合，手術前に
リハビリテーション（運動療法，呼吸リハビリテーショ
ンなど）を行った方がよいでしょうか？

Q2 消化器がんの手術後に，リハビリテーション
（運動療法）を行った方がよいでしょうか？

Q1 消化器がんで手術を受ける場合，手術前にリハビリテーション（運動療法，呼吸リハビリテーションなど）を行った方がよいでしょうか？

A 消化器がんで手術を受ける場合，手術前にリハビリテーションを受けることを推奨します。

解説 消化器がんの患者さんは，手術後の合併症が起こりやすく，また心臓や肺の機能の低下が起こりやすいと考えられています。高齢で糖尿病，高血圧などの治療を受けている患者さんも多く，手術前からしっかり準備することが必要になります。

手術後早期の体力の改善を目指した手術前のリハビリテーションは広く行われるようになってきています。**表1**に食道がん手術のリハビリテーションの計画表を示します。手術前は，運動能力の評価と，運動療法，呼吸リハビリテーションが中心になります。

手術後の合併症の予防効果は，現状では明らかではありませんが，食道がんのような侵襲が大きく術後合併症が起きやすい手術，あるいはもともと体力の低下している患者さんでは有効である可能性が高いと考えられます。

運動療法，呼吸リハビリテーションなどは，個々の患者さんに適した内容で計画しますので，手術前にリハビリテーションを受けるメリットは大きいと考えられています。したがって，手術前にリハビリテーションを受けた方がよいと考えられます。

表1　食道がん手術における周術期リハビリテーション（埼玉医科大学国際医療センター）

| | 手術前 | 手術当日（　/　） | リハビリは午前1回，午後1回の1日2回 | | | |
			手術後1日（　/　）	手術後2日（　/　）	手術後3日（　/　）	手術後4日以降（　/　）
検査・測定	6分間歩行テスト 階段昇降テスト 呼吸機能検査 心肺運動負荷試験	ベッド上安静	術後のリハビリ開始 バイタルサイン*や呼吸状態をチェックしリハビリを開始。	リハビリ後の血圧・脈拍・呼吸状態チェック		退院前に再度検査を実施。 6分間歩行テスト 階段昇降テスト 呼吸機能検査 心肺運動負荷試験
呼吸練習	呼吸練習 喀痰*練習 呼吸練習機での練習			呼吸練習と咳・ハフィング*の練習		
運動療法	歩行練習 自転車エルゴメータ 筋力トレーニング		座位・立位練習 病室内歩行 病棟内歩行	病棟内歩行 院内歩行		安定して歩行が可能となったら自転車エルゴメータや筋力トレーニングを開始。体力と筋力の回復を図ります。
自主トレーニング			リハビリのときと同じくらいの距離を自主的に1日1回以上実施 *状態に応じた運動量をリハビリテーション専門職が指導します。			

第3章

消化器がん

*ハフィング
　声を出さずに勢いよく息を吐く方法で，のどもとにたまった痰を一気に押し上げる働きをします。

*喀痰（かくたん）
　一般に痰とよばれています。主に咳をしたときに，のどの方から出てくる粘液状のものです。

*バイタルサイン
　「生命徴候」のことで，「脈拍」「呼吸」「体温」「血圧」「意識レベル」の5つが基本となります。

Q2 消化器がんの手術後に，リハビリテーション（運動療法）を行った方がよいでしょうか？

A 消化器がんの手術後に，リハビリテーション（運動療法）を行うことにより，早期の回復につながる可能性があります。

解説 消化器がんの手術後には，一般的に体力が低下します。スムーズに家庭生活や社会生活に復帰するためには，リハビリテーション（運動療法）が手助けになると考えられます。今までの研究は数が少ないのですが，手術翌日から筋力トレーニングや離床を行うことにより，手術後7日目での倦怠感の改善が認められています。その他，運動の能力（体力），身体の活動性，QOL（生活の質）などの効果に関しては，限定的との報告もあります。

また手術翌日などの早期に離床することにより，手術後の合併症のなかでやっかいな術後肺炎の予防が期待できます。ベッド上で安静にしている状態では，痰を十分に出すことができず，肺炎のリスクが高くなると考えられています。

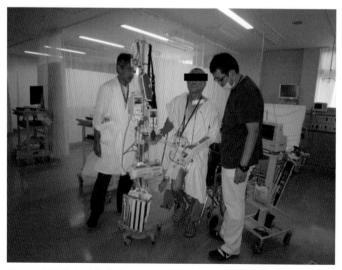

図1　早期離床（食道がん手術後の集中治療室での離床の様子）

以上に加えて，手術後にリハビリテーションを受けることによる転倒などの合併症の可能性も低く，安全に受けられるため積極的に受けた方がよいでしょう。

　手術後は入院中だけでなく，外来でのリハビリテーションも重要と考えられますが，現在は保険診療で実施することはできません。また年齢やもともとの体力，消化器がんの進行度や手術内容により行うべき内容が変化します。特に外来診療においては，上述の理由により，きめ細かいリハビリテーションの実施が難しいのが現状です。今後は入院・外来と継続した術後リハビリテーションが普及すれば，よりその効果が期待されます。リハビリテーションについて心配なときは，担当の医療スタッフに相談してください。

第4章
前立腺がん

Q1 前立腺がんの治療中や治療後に，リハビリテーションを行った方がよいでしょうか？

A 前立腺がんの治療中や治療後に，リハビリテーションを行うことを提案します。

解説 がん治療にはさまざまな種類がありますが，一般的にどのような治療を行っても体を動かすことが少なくなる傾向にあります。例えば，手術による体へのダメージ，がん薬物療法や放射線療法の副作用（吐き気やだるさなど）がその原因となります。

さらに，前立腺がんの場合では，しばしばホルモン療法（内分泌療法）が行われます。前立腺がんに対するホルモン療法はアンドロゲン（男性ホルモン）を抑えることを目標としているのですが，アンドロゲンは筋肉や骨を作るのに重要な役割を果たしています。したがって，この治療を受けている患者さんでは特にリハビリテーションが大切になります。

リハビリテーションの内容としては，筋力トレーニング，有酸素運動，ハイインパクト運動をバランスよく取り入れることが勧められます。

▶ 筋力トレーニング

筋力を増加させるための運動です。週2〜3回，1回30〜45分程度，「ややきつい」と感じる負荷量を目安に行います。ジムで機器を使用した訓練方法もありますが，自宅で特別な機器を使用しなくても筋力を増加させることは可能です。仰向けに寝た状態で膝を伸ばしたまま片脚を上げる運動，スクワット（転倒防止のため何かにつかまりながら）などで脚の筋力増強を図ることができます。腕であれば，500 mL 程度のペットボトルをおもり代わりにして運動するとよいでしょう。

▶ 有酸素運動

長い時間継続することが可能な軽度〜中程度の負荷の運動で，心臓や肺の機能を高めて，体力の増加を図ることができます。週5回以上，1回30分程度，「ややきつい」と感じる負荷量を目安に行います。もっとも手軽にできるのはウォーキングです。速足で歩くようにするとより効果的です。その他，サイクリング，水泳，ジョギングなども有酸素運動に含まれます。

▶ ハイインパクト運動

縄跳びなどのジャンプを伴う運動です。週3回以上，1回15〜20分程度，「ややきつい」と感じる負荷量を目安に行います。ハイインパクト運動は負荷が強い運動ですので，適宜休息を入れながら行います。体力に自信がない方や尿失禁がおこりやすい方は無理に行う必要はありません。また，転倒のおそれがある方もこの運動は避けましょう。

ここで示した運動の頻度，時間，強度はあくまでも目安です。患者さん個人の状態によって適宜変更されます。また，いずれの運動にも行ってはいけない，または慎重に行うべき条件があります。担当の医療スタッフとよく相談してから行うことが重要です。

また，がん薬物療法の副作用で手足に感覚障害（しびれ）が生じる場合があります。感覚障害が重度の場合，歩行が不安定になったり，手先の細かい動作がやりにくくなったりすることがあります。このような場合にもリハビリテーションは役に立ちます。リハビリテーションの主な目的は，感覚障害そのものを改善させるというよりも，感覚障害があるなかでどのように歩くときのバランスをとるか，手先をうまく使うかを練習することです。必要に応じて，自助具とよばれる道具を使うことで手先の機能を補助します（図1）。

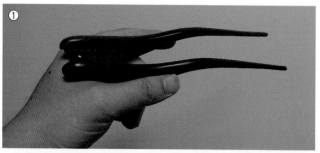

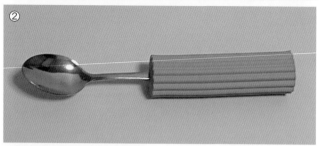

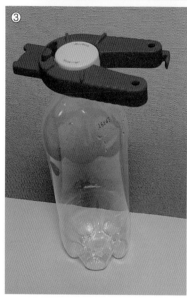

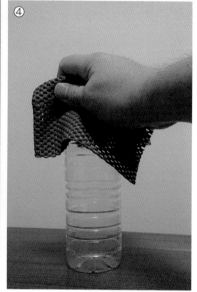

図1　自助具

①：ばねつき箸は指先の細かい動作が難しい場合でも簡単に扱うことができます。利き手の反対側の手でも使用可能です。

②：細いものが持ちにくい場合には，スプーンやフォークをスポンジに差し込んで太柄にすると持ちやすくなります。

③：ペットボトルの蓋を開けるには，思ったよりも指先の力を要します。開けるのが難しい場合には，オープナーが役に立ちます。

④：滑り止めマットをペットボトルの蓋にかぶせて開栓するのも工夫のひとつです。

Q2 前立腺がんの手術後の尿失禁に対して，リハビリテーションを行った方がよいでしょうか？

A 前立腺がんの手術後の尿失禁に対して，リハビリテーションを行うことを提案します。

解説　前立腺がんの手術を受けると，その近くにある尿道括約筋の機能が弱まることがあります。尿道括約筋は，尿が漏れずに膀胱にたまるように働いている筋肉です。したがって，この筋の機能が弱まることで尿失禁が起こる可能性があります。この場合に，骨盤底筋体操を行うことが勧められています。これは，尿道括約筋の近くの筋肉（骨盤底筋［図2］）を鍛えることで，その機能を補うという目的で行われます。

　具体的には肛門を締める動作を行うのですが，持続的に（5秒程度から）肛門を締めるように力を入れることと，瞬発的に肛門を締めるように力を入れることを行うとよいでしょう。1セット10〜20回程度で1日4セット（朝・昼・晩・寝る前）を目安として行います。姿勢は，仰向けに寝た状態で行う方法，四つ這いで行う方法，座って行う方法，立って行う方法があります（図3）。ご自身のやりやすい方法で行ってみましょう。

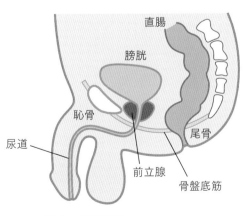

直腸
膀胱
恥骨
尿道
前立腺
骨盤底筋
尾骨

図2　**骨盤底筋**

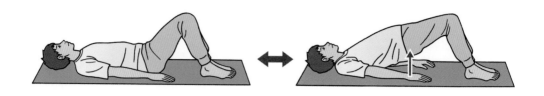

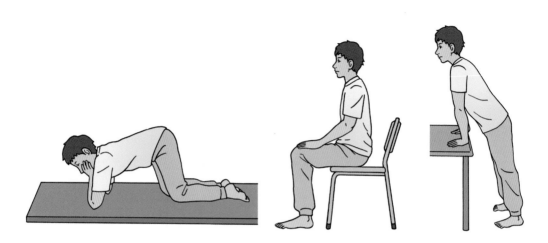

図3　骨盤底筋体操

骨盤底筋は尿道や肛門を囲むように位置していて，肛門を絞める，緩めるを繰り返すことで鍛えることができます。力の入り易い姿勢で，肛門に力を入れる速さを変えたり，絞める時間の長さを変えることでも効果的に行うことができます。1セット10回程度を目安（1日5セット程度）として，自分にあった回数で行うとよいでしょう（婦人科がん手術後［p57］の骨盤底筋体操も参照してください）。

（日本がんリハビリテーション研究会．がんのリハビリテーション診療ベストプラクティス．金原出版，2020．より）

第5章
頭頸部がん

頭頸部がんの治療後のリハビリテーションでは，どのように患者さんの状態を評価するのでしょうか？

A 頭頸部がんの治療後のリハビリテーションでは，会話や食事，肩の運動に問題が起こる場合がありますので，発音や飲み込み，肩の動きについての評価を行います。

 解説 頭頸部がんの治療後には，話すことや飲み込むことに問題が起こる場合があります。また，頸部リンパ節の郭清術が施行される際には，肩の動きに対してリハビリテーションが必要になる場合があります。

頭頸部がん治療後のリハビリテーションでは，それぞれどこにどの程度の問題があり，経過のなかでどのように変化しているのかを，主観的に（患者さん自身の感じ方から）あるいは客観的に（第三者の視点から）評価をしながら進めていきます。

一般的に，話すことや飲み込むことに関する評価は，担当医である耳鼻咽喉科（頭頸部外科）医や依頼を受けたリハビリテーション科医の指示のもとに言語聴覚士が詳細な評価を担当することが多く，肩関節や上肢機能の評価については，理学療法士や作業療法士が担当します。

基本的に，評価は治療前から治療後まで経時的に評価を行うことによって，リハビリテーション内容の検討や治療効果判定，実施期間の目安にします。

▶ 発音に関連する評価

発音機能の評価は，どれくらい正確に発音できているかを聴覚的に評価する構音検査，言葉の明瞭さや了解度はどれくらいあるかを評価する明瞭度検査（100単音節明瞭度検査や会話明瞭度検査）などがあります。100単音節明瞭度検査は日本語の「か」など100単音節をランダムに配列し，ひらがなで表記したリストを患者さんに音読してもらい，録音します。これを評価者である数人の健聴者が聴き取り，正確に聞き

取れた言葉の数を単音節明瞭度として百分率で表すことで，構音障害の程度を数値化する方法です。会話明瞭度検査は，会話の聴覚的印象を評価者が5段階（①すべてわかる〜⑤全くわからない）で評価する方法です。構音検査は個々の音の正確性を評価して構音訓練の指針を得るために，明瞭度検査は明瞭性と了解度を評価して発話の実用性の向上を図るために行います。

　また，専門性が高いため一般的ではありませんが，聴覚的評価を裏づける手段として音響分析が，発音するときの舌などの動き方を評価する方法としてパラトグラフィがあります。パラトグラフィは発音や飲み込み時の舌と口蓋の接触状態を観察する方法であり，発音や飲み込みを改善させる目的で歯科医師によって作製される舌接触補助床という歯科補綴物を作製する際にも利用されます。

▶ 嚥下機能に関連する評価

　経過の評価や治療プログラム作成および誤嚥の有無の評価として，嚥下造影検査（video fluoroscopic examination of swallowing：VF）および嚥下内視鏡検査（video endoscopic evaluation of swallowing：VE）の2種類の画像評価が代表的です。VFは造影剤の含まれた食べ物や飲み物を飲み込んでいる状態をX線をあてながら観察することにより，口腔内やのどの形態の評価や食べ物が咀嚼されてから食道に飲み込まれるまでの口腔内やのどの機能を評価します（図1）。VEは，喉頭ファイバースコープを鼻から挿入し，飲み込みに関わる器官の形や機能，食べ物を飲み込んでいる状態などを直接観察する評価方法です。VFと比べてX線の被ばくがなく，携帯性に優れているため，ベッドサイドや在宅などでも検査が可能という特徴があります。

　また，頭頸部がん治療後の飲み込みの状態を簡便に評価する客観的方法としては，MTF（Method, Time, Food）スコア（表1）という評価方法が代表的です。

▶ 肩関節機能に関連する評価

　頸部郭清術後に行う肩関節機能の評価には，関節可動域・筋力などの評価に加えて，肩の痛みの尺度を表したVisual Analog Scale（VAS）や頸部郭清術後機能質問票，上肢全般の操作性能力を評価する上肢障害評価表（the Disability of Arm, Shoulder and Hand：DASH）などが使用されています。

▶ QOL（生活の質）に関連する評価

　頭頸部がんは治療期間が長いこと，喪失する機能も大きいことから，身体機能面だけでなく，QOL の評価も重要視されています。

　頭頸部がんで使用される QOL 測定尺度としては，EORTC QLQ-C30 およびその下位評価項目で頭頸部がん患者に特化した H&N35 が代表的です。EORTC-H&N35 では，痛み，嚥下，味覚，会話，食事の楽しみ，体重の変化など QOL に関する事柄を調査・評価します。

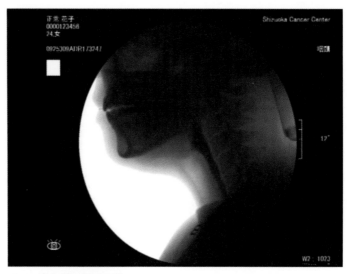

図1　嚥下造影検査画像

表1　MTF スコア

	0点	1点	2点	3点	4点	5点
方法		経管のみ	経管主，経口少し	経口主 （食物工夫）	経口主 （注意要）	経口主 （正常）
時間	経管栄養	50分前後あるいはそれ以上	40分前後	30分前後	20分前後	10分前後
食形態		Ⅰ：液体	Ⅱ：流動	Ⅲ：半流動	Ⅳ：軟性食	Ⅴ：常食

問診法で採点，15点満点が正常
（藤本保志，丸尾貴志，小澤喜久子，他．術後嚥下機能の評価と機能温存の工夫，耳鼻と臨．2013; 59
（Suppl. 1）：s85-95．より改変）

Q2 舌がん・口腔がんの手術後に，リハビリテーションを行った方がよいでしょうか？

A 舌がん・口腔がん手術後の患者さんに対して，飲み込みや発声・発音の訓練を行うことを提案します。

解説 舌がん・口腔がんの手術後には，切除範囲に応じて軽度から重度の摂食嚥下障害（飲み込みの障害）や音声・構音（発音）障害を生じます。切除範囲が大きくなると摂食嚥下障害や構音障害も重症になります。切除範囲が大きい場合は，手術後の機能障害を考慮してあらかじめ喉頭挙上術や輪状咽頭筋切除術といった，嚥下機能を改善させるような術式（嚥下機能改善術）が同時に行われることも多くみられます。嚥下機能改善術が行われた場合は，そのことを踏まえて訓練内容を検討します。摂食嚥下のリハビリテーションには，間接訓練（食物を使わない訓練）と，直接訓練（食物を使う訓練）とがあります。間接訓練では，飲み込みにかかわる頸部前方の筋肉の筋力トレーニング（嚥下おでこ体操［p42 参照］など）や口腔器官の運動を行います。直接訓練では，食道の入り口の開きに左右差がある場合は，頸部回旋嚥下（開かない方に顔を向ける：図2）や食物の送り込みを補助するためチューブボトルなど（図3）で摂取するなど，障害の特徴に応じて適切な嚥下方法を習得できるよう練習します。このように間接訓練と直接訓練を組み合わせて，口から食事をとることができるよう，また少しでも会話がスムーズにできるようリハビリテーションを行っていきます。特に，切除範囲が大きく大腿筋や腹直筋などを欠損した舌などに移植する皮弁再建術を行った場合には，残った舌などの残存器官を最大限動かす訓練も重要となります。

また，訓練をより円滑に進めるため，もしくは訓練だけでは補いきれない手術後の口腔内の形状変化を補う装置として，舌接触補助床（図4）があります。この装置は嚥下機能や構音機能の改善を期待でき，歯科医をはじめ，言語聴覚士や担当医，リハビリテーション科医などと相談しながら作製，訓練を進めます。

さらに，手術後から一定期間が経過した段階では，体重減少や放射線療法により再

建した皮弁容積の減少が起き，嚥下や構音に影響がでることがあります。口腔内の形状に変化を感じたり，飲み込みや発音が以前より悪化したように感じたら，医療スタッフに相談してください。

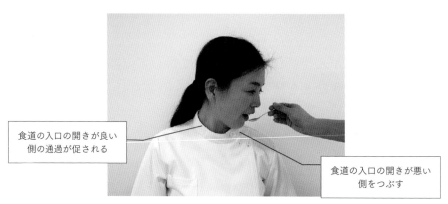

食道の入口の開きが良い側の通過が促される

食道の入口の開きが悪い側をつぶす

図2　頸部回旋嚥下（食道の入り口の開きが悪い側に頸部を回旋して飲み込む方法）

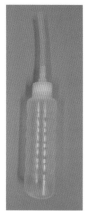

図3　チューブボトル

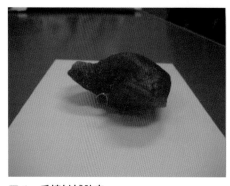

図4　舌接触補助床

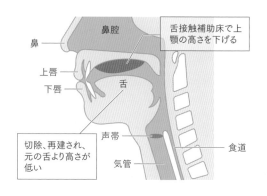

鼻腔

舌接触補助床で上顎の高さを下げる

鼻

上唇

下唇

舌

切除、再建され、元の舌より高さが低い

声帯

気管

食道

舌接触補助床を装着すると，上顎の高さが低くなるため，切除・再建され運動制限がある舌との接触部位が増え，食べ物を送り込みやすくなったり，発音が明瞭になったりすることが期待できる。

Q3 咽頭がん・喉頭がんの手術前後に，リハビリテーション（摂食嚥下訓練）を行った方がよいでしょうか？

A 咽頭がん・喉頭がん手術を受ける患者さんに対して，手術前後にリハビリテーション（摂食嚥下訓練）を行うことを提案します。

解説 咽頭がんは腫瘍の切除範囲や再建の方法などによって，飲食物が鼻へ逆流してしまう，むせてしまう，飲食物がのどに残ってしまう，などの多彩な飲み込みの問題が生じます。

咽頭は上咽頭，中咽頭，下咽頭の3つに分かれ（**図5**），中咽頭はさらに4つの部位に分かれています。口を大きく開けたときにみられる突起した部分の口蓋垂（俗にいう「のどちんこ」）と，その上のうわあごの柔らかい部分である軟口蓋を「上壁」，口の奥の左右にある口蓋扁桃（俗にいう「扁桃腺」）部分を「側壁」，舌のみえないくらい奥の方にある舌根（べろの付け根）部分を「前壁」，口の奥の突きあたりにある咽頭後壁部分を「後壁」といいます（**図6**）。

中咽頭上壁がんや側壁がんでは治療によって軟口蓋が欠損し，手術後に鼻へ逆流し

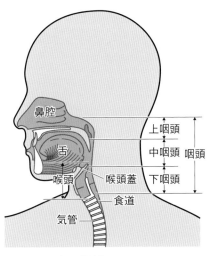

図5　頭頸部の解剖

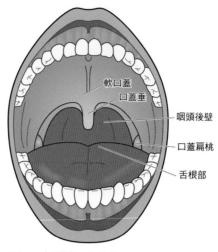

図6 中咽頭の各部位

- 軟口蓋
- 口蓋垂
- 咽頭後壁
- 口蓋扁桃
- 舌根部

てしまう症状が出る場合があります。中咽頭前壁がんでは治療によって，気管に蓋をしてくれる喉頭蓋という器官の動きに影響が出て，手術後むせてしまうことがあります。下咽頭がん（食道の入り口の辺り）の部分切除術後では食道の開きが一部不良となり，飲食物がのどに残ってしまう症状が出ることがあります。

　喉頭がんに対する術式としては，腫瘍の部位や大きさによって喉頭全摘出術（以下，喉摘）と喉頭部分切除術が選択されます。喉頭部分切除術は，声帯は温存されるので発声は可能ですが，飲み込みの機能は低下するため，摂食嚥下訓練が必要となります。代表的な喉頭部分切除術として喉頭垂直部分切除術や喉頭水平部分切除術があります。また，部分切除よりも切除範囲の大きい喉頭亜全摘出術の場合も声帯以外の器官が代償して発声が可能となりますが，摂食嚥下訓練は必須となります。

　一方，喉摘では永久気管孔が造設され，気管と食道は分離されるため誤嚥の問題はなくなり，術後は再び口から食べられるようになります。段階的に慣れていくことは必要ですが，一般的に特別な摂食嚥下訓練は必要ありません。また，進行下咽頭がんでは，下咽頭・喉頭と頸部食道までを合併切除する下咽頭喉頭頸部食道摘出術（以下，咽喉食摘）を行う場合があります。この場合は永久気管孔が造設され，食道は代表的な再建方法である遊離空腸移植とよばれる方法で再建されます。このような構造となれば喉摘と同様に誤嚥は物理的には生じなくなりますが，食道を再建しているため手術後の段階的な食事を進めるうえでの摂食嚥下訓練は喉摘よりも必要となります。

　一般的には，摂食嚥下障害に対応している言語聴覚士を中心に多職種でのチームアプローチで対応していきます。手術前からオリエンテーションを行って手術後のリハ

ビリテーション内容やスケジュール，検査や食形態などを説明することで，手術後の
リハビリテーションがスムーズに導入できるといわれています。

▶ 咽頭がん手術後の摂食嚥下訓練

　咽頭がんの手術後は切除部位や切除範囲によってさまざまな飲み込みに関する症状
が生じます。問題が生じた部分の機能強化を目的とした間接訓練（食べ物を用いない
訓練）を行いながら直接訓練（食べ物を用いた訓練）ではその症状にあった食形態や
飲み込み方法を利用して実際に食べる練習をしていきます。人は飲み込むときに，の
ど仏の骨がしっかり斜め上に上がらないと飲み込めません。そのため，例えばのど仏
の挙上の動きが弱く食べ物がのどに残ってしまうような場合は，メンデルソン法（図
7）など，のど仏の挙上運動を強化するような間接訓練を行いながら，直接訓練では
のどの残留を軽減させる複数回嚥下（ひと口に対して複数回ゴックンする）や頸部回
旋嚥下（横を向きながらうなずくようにゴックンする）などの飲み込み方法を利用し
て練習します。咽頭がん術後の直接訓練の食形態はゼリーやお粥から開始することが
多く，水分はとろみ剤を利用しながら進めていくことが多いです。

　また，中咽頭側壁がんや上壁がんで，軟口蓋の欠損により鼻と喉の通り道を閉じる
ことに不具合が生じて鼻腔への逆流がある場合は，軟口蓋の挙上や欠損を補う軟口蓋
挙上装置や栓塞子（せんそくし）などの歯科補綴物（図8）を利用して嚥下機能の改善を図ることも
あります。

　広範囲切除例などで嚥下機能が悪く，短期間に経口摂取を確立できない場合では胃
瘻（ろう）など経口以外の栄養摂取方法を導入して，中長期的にリハビリテーションを行いな

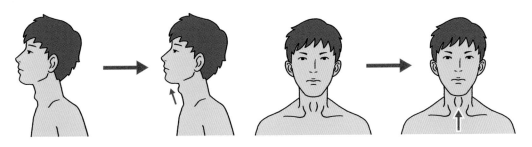

図7　メンデルソン法
唾液を飲み込む。飲み込むときにのど仏が持ち上がったら，のどに力を入れて数秒間持ち上げたま
まにする。のど仏の骨を挙上位に保つことで飲み込みの強化につながる。

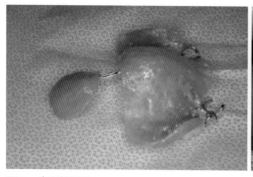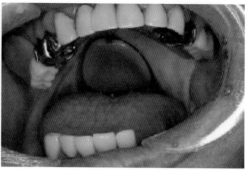

図8　歯科補綴物

（日本がんリハビリテーション研究会. がんのリハビリテーション診療ベストプラクティス. 金原出版, 2020. より）

がら経過をみていくような場合もあります。

▶ 咽喉食摘後の摂食嚥下訓練

　喉頭を全部合併切除する咽喉食摘後の場合は，気管と食道は完全に分離されるため経口摂取での誤嚥の危険性はありません。しかし，遊離空腸再建例の場合，移植後も再建材料である空腸の自律運動が残存し，鼻腔逆流など手術後早期の一過性嚥下障害が起こることがあります。液体を勢いよく飲み込もうとすると鼻腔へ逆流してしまったり，固形物がなかなか頸部食道を通過せず通過困難感がみられたりする場合があります。そのため手術後の経口摂取開始時は，鼻腔逆流しないよう一口量を少なくしてゆっくり食べるようにし，固形物が通過することに困難感があるときは，液体と交互に飲み込むようにします。手術後早期には飲み込みにくかった場合でも，たいていは時間の経過とともに飲み込みの困難を感じることは軽減し，最終的には普通食を食べることができるようになる場合が多いです。

▶ 喉頭がん手術後の摂食嚥下訓練

　喉頭垂直部分切除術は手術後に喉頭瘻という穴がのどの部分に形成されるため，のど仏の挙上運動の低下などにより，誤嚥が生じやすくなります。特に液体は誤嚥のリスクが高いため，注意が必要です。直接訓練開始当初は喉頭瘻から食べ物が漏れ出てくることがありますが，訓練が進むと漏出が減少してきます。最終的に普通食摂取可能となる場合が多いですが，年齢などによって経過は異なります。

喉頭蓋という器官は，飲み込むときに誤嚥しないよう気管への侵入口を閉じる重要な働きを担います。喉頭水平部分切除術において，この喉頭蓋が切除された場合には喉頭閉鎖が不良となるため，喉頭垂直部分切除術よりも誤嚥のリスクが高くなります。特に液体は誤嚥のリスクが高いので注意が必要です。最終的に普通食摂取可能となる場合もありますが，切除範囲や年齢などによって経過は異なります。摂食嚥下訓練が進むと，残った喉頭蓋の基部などが喉頭蓋の代わりに喉頭閉鎖を担ってくれて誤嚥が減少してくる場合があります。

　喉頭亜全摘出術は両側声帯を含む甲状軟骨（のど仏）全体を切除するため，誤嚥防御機構の役割を担っている声帯の閉鎖ができなくなり，誤嚥を生じるリスクがあります。特に液体で誤嚥するリスクが高いです。術後4週間程度で経口摂取できるようになる場合もありますが，食べる練習の開始までに4〜6週間程度かかることもあります。時間はかかりますが，喉頭水平部分切除術後や喉頭亜全摘出術後は中長期的に改善がみられてくる場合があります。

　喉頭部分切除術後は，発声や飲み込みを強化するような間接訓練を行い，直接訓練はゼリーやお粥などの固形物から開始します。一般的に液体は誤嚥のリスクが高いので，まずは固形物の摂取が安定してから液体摂取を開始することが多いです。液体はとろみ剤の使用や息こらえ嚥下法などの飲み込み方法を用いて練習します。最終的にとろみを解除できる場合もありますが，切除範囲や年齢などの要因によってリスクが高い場合はとろみを解除できないこともあります。放射線療法の既往がある場合などで短期間に経口摂取を確立できない場合には，胃瘻など経口以外の栄養摂取方法が導入される場合もあります。

　摂食嚥下訓練は入院中に集中的に行われ，外来でも経過をみながら継続していくことがあります。どのような間接訓練が必要か，どのような食形態を用いて，どのような飲み込み方法を用いて練習したらよいのかについては，担当医やリハビリテーション科医，言語聴覚士とよく相談してください。

Q4 咽頭がん・喉頭がんの手術前後に，リハビリテーション（音声言語訓練）を行った方がよいでしょうか？

A 咽頭がん・喉頭がん手術を受ける患者さんに対して，手術前後にリハビリテーション（音声言語訓練）を行うことを提案します。

 解説 咽頭・喉頭がんの喉頭摘出術後には，声が出なくなるため，手術後のコミュニケーションのために声の代わりとなる代用音声が必要となります。代用音声は，電気式人工喉頭，食道発声，シャント発声が一般的に用いられます（**図9**）。

通常は入院中に言語聴覚士が中心となって，手術前から代用音声の説明などのオリエンテーションを行い，手術後は指導・練習も行います。退院後は外来でも継続して指導・練習が必要となることが多く，医療機関以外では患者会に参加して練習を行う機会もあります。

▶ 代用音声の種類

「電気式人工喉頭」は，電池によって駆動された振動を皮膚を通して咽頭粘膜に伝えることによって音を出すことができる器具で，ネックタイプとマウスタイプがあります。抑揚がつけにくく音が「機械的」になってしまう，発声のために器具を使い片手を塞がれてしまうといった欠点はありますが，習得は比較的容易であり短期間で実用的な使用が可能となります。マウスタイプは手術後や放射線療法後に顎の下部分が腫れてネックタイプが使用できない場合などに使用されます。

「食道発声」は口腔および鼻腔から上部食道へ意図的に空気を取り込み，次にこの空気を吐き出すようにして新声門（咽頭食道部の粘膜）を振動させることによって音声を生成する方法で，いわゆるゲップをする要領で発声を行う方法です。食道発声は特別な器具を必要とせず，発声のために手を使う必要がないので両手が常に空いているという利点がありますが，その習得は必ずしも容易ではありません。

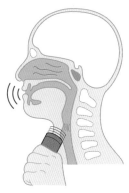
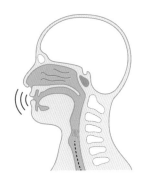
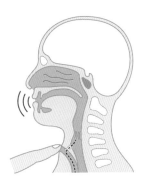

電気式人工喉頭　　　　　　食道発声　　　　　　シャント（気管食道瘻）
　　　　　　　　　　　　　　　　　　　　　　　　　　発声

図9　代用音声の種類

　「シャント発声」は，気管食道瘻（気管と食道をつなぐ穴）に一方向弁になっている器具（ボイスプロステーシス）を挿入して肺からの呼気を食道に導くための交通路を形成し，新声門を振動させる方法です。シャント発声は肺からの呼気を駆動源としているため，比較的大きな発声や抑揚のある発声も可能となります。食道発声よりも習得は容易ですが，二期的な手術が必要であること，誤嚥のリスクが生じること，器具の手入れと定期的な交換が必要であること，経済的負担（ランニングコスト）があること，などの欠点があります。一般的に電気式人工喉頭・食道発声と比較して音声が良質で，手術後早期に音声コミュニケーションを習得でき，患者満足度も高い方法といわれています。

▶ 電気式人工喉頭の練習

　手術直後は顎の下部分が腫れているため，頬かマウスタイプを利用して操作方法を練習します。電気式人工喉頭の練習は，①機器の構造と使い方を理解すること，②振動面をどこにあてれば最適な振動音が得られるかを理解すること（顎下部正中［のど仏のあたり］が多い），③適切な音量や音程を調整すること，④スイッチの適切な on－off 操作によって適宜文節で区切りながら話すこと，⑤気管孔から呼気雑音が出てしまうので，手術前と同じように声を出そうとしないこと，⑥発話明瞭度を上げるため口を大げさに動かして発音し，発話速度は手術前と同様にすること，などがポイントになります。日常生活用具給付事業の対象となっているので，購入する場合は，身体障害者手帳を発行したうえで市町村に給付申請すると助成が受けられる場合があります。

▶ 食道発声の練習

　食道発声の練習は，自由に十分な空気を食道に取り込む空気摂取訓練と，この空気を使って新声門を振動させて原音をつくる発声訓練に分けられます。空気摂取訓練の方法にはいくつかありますが，吸気注入法という方法が最も効率よく空気摂取ができるといわれています。具体的には，「顎を少し上げながら永久気管孔から息を吸い込みつつ，口を大きく開けて目の前に空気のお饅頭があると思ってそれを口のなかに取り込み，顎を引きながら口をしっかり閉じて舌で空気のお饅頭をのどに送り込む」という，飲み込む直前までの動作を行います。うまくいくと空気が食道内に押し込まれ，のどのあたりで「グッ」という音がすることがあります。発声訓練ではこの空気摂取後に直ちに開口して，今度は永久気管孔から呼気を吐出し，食道内に入った空気を意図的に逆流させるようにして咽頭食道部の粘膜を振動させ，「あ」と発声します。まずはこの原音「あ」の発声を安定して出せるように練習し，母音や発声持続→単語→文→会話へと進めていきます。ただし，習得するのは容易ではなく，習得率は喉頭全摘出術後の場合で30〜40％程度，下咽頭喉頭頸部食道摘出術後では10〜20％程度といわれており，75歳以上の習得率はさらに低くなります。

▶ シャント発声の練習

　シャント発声は食道発声よりも習得しやすいですが，手術後の発声練習は必要です。シャント発声は気管食道瘻に挿入した器具を通して肺からの呼気を食道へ送り込むために，永久気管孔をしっかり塞ぐことがまず重要なポイントとなります。永久気管孔は指や後述する人工鼻などを用いて塞ぎます。呼気が永久気管孔から漏れないように塞いだうえで以下のように発声を練習します。

①母音よりも発声前に呼気流を生み出すことが簡単な「は」行の音である「は」や「ひ」と発声してみる。

②力まないようにするため，「ため息をつくように」して軟らかく発声するように意識する。

③単音の発声が繰り返し可能となったら，母音を長く伸ばして発声し，2〜3音節の単語，文へと進めていく。

　発声訓練がスムーズに進むと初回の指導を受けただけでも話せるところまで到達す

る場合もありますが，逆に初回では全く声が出ない場合もまれにあり，外来での練習が続く場合もあります。手術した患者さんのなかには発声を習得できない方も存在し，その割合は 10% 程度といわれています。

▶ シャント発声関連器具

　シャント発声では HME（Heat and Moisture Exchanger：温度・湿度交換器）という人工鼻を使うシステムを利用することで，さらに快適に発声や生活ができるよう工夫されています。HME は永久気管孔に取りつけるスポンジ状のフィルターで，これにより失われた鼻の機能（加温・加湿・除塵）を補います（**図 10**）。

　HME の効果として以下の 3 点があります。

①呼気時に熱と湿気をフィルター内に集め（水蒸気が蓄積される），吸気時に熱と湿気を吸気に与える（加温・加湿）。

②吸気からごみの粒子を濾過する除塵機能があり，痰や咳を減少させる効果がある。

③発声時に手指だけよりもしっかり永久気管孔を塞げるので，より明瞭な発声ができる。

　このように HME システムを利用することで，発声のしやすさだけでなく，痰が減少するなどの効果も期待できます。HME システムは人工鼻の他に永久気管孔周囲の肌に直接貼りつけるアドヒーシブといわれる人工鼻を取りつける土台となるシールがあります。それぞれ材質と形状が異なる数種類のタイプがあり，肌の状態や永久気管

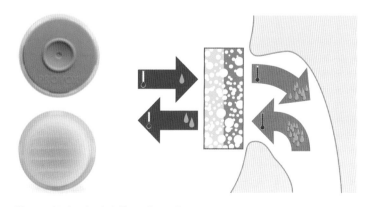

図 10　**温度・湿度交換器（HME）**
HME とその仕組み
（日本がんリハビリテーション研究会．がんのリハビリテーション診療ベストプラクティス．金原出版，2020．より）

孔の形状にあわせて選べるようになっています。また，通常のシャント発声では永久気管孔を塞ぐために片手を使う必要がありますが，手を使わないでも発声ができるフリーハンズ HME という器具も存在します。HME システムは発声のためだけでなく失われた鼻の機能を補う永久気管孔ケアとしての意味もありますので，シャント発声を行わなくてもすべての喉頭摘出患者さんが利用できる器具となります。

　代用音声にはそれぞれ特徴があり，長所・短所があります。どのような代用音声手段を選んだらよいのか，どのような方法を用いて練習したらよいのか，人工鼻はどのような種類のものがよいのかなどについては，術式や治療方針，年齢や仕事，ライフスタイルや経済的側面，習得率や訓練期間などを考慮して，担当医やリハビリテーション科医，言語聴覚士とよく相談してください。

Q5 頭頸部がん（舌がん，咽頭がん，喉頭がんなど）の放射線療法中や治療後に，リハビリテーションを行った方がよいでしょうか？

A 頭頸部がんに対して，放射線療法中や治療後の患者さんは，リハビリテーションを行うことを提案します。

解説　頭頸部がんの放射線療法中には，皮膚炎・粘膜炎という炎症による痛みや，唾が出にくくなり口が乾きやすい，味が分かりにくい，飲み込みにくい，声がかすれるなどの症状が生じます。治療を終えると痛みや声のかすれは改善し，味覚も少しずつよくなる方が多いですが，唾が出にくく口が乾燥し，飲み込みにくさや声のかすれが続く患者さんがいます。また治療を終えたときは食べられたのに，治療後 1 年以降に飲み込みにくさやむせを伴う患者さんもいます。放射線があたった場所や範囲にもよりますが，飲み込みにくさは，飲み込むための筋肉がやせる・硬くなる，血管や

神経に傷がつくことで生じます。

　では，どんな対策を行うとよいのでしょうか。まずは飲み込みについてです。海外の論文では，放射線療法を行う前から飲み込みのリハビリテーションを行っていた患者さんの方が，飲み込むための力を維持できたと報告されています。放射線療法中に行う飲み込みのリハビリテーションとしては，舌の運動（図11）や喉の筋力トレーニング（図12），裏声での発声などが推奨されています。他にも，治療中に口から食べることを続けていた患者さんの方が，治療の後も飲み込める食べ物や飲み物の種類が多かったという報告もあります。治療中は味覚異常（美味しくない，味がおかしいなど）や痛み，飲み込みにくさなどが生じますが，担当医が許可する限り可能な範囲で，食べたり，飲むようにしましょう。また，胃瘻を作る患者さんも担当医が許可する場合は，可能な限り口から食べることを続けましょう。ただし，熱が出る・むせる・痰が増えるなどの症状が出てきた場合は，誤嚥による誤嚥性肺炎の可能性があり

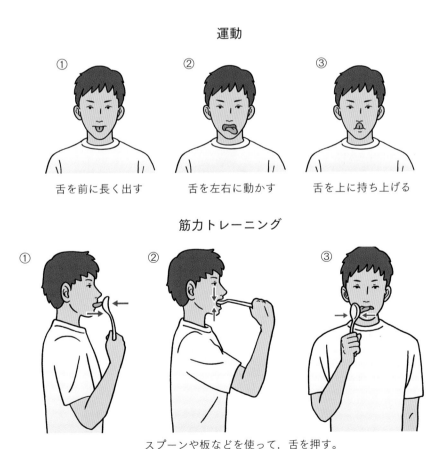

運動

① 舌を前に長く出す　　② 舌を左右に動かす　　③ 舌を上に持ち上げる

筋力トレーニング

スプーンや板などを使って，舌を押す。

図11　舌の運動

ますので，医療スタッフに相談してください。

　次に声についてです。海外の報告では喉頭がん（声門がんなど）に限定されていますが，放射線療法中から発声のリハビリテーション治療を行なった患者さんの方が，治療後のコミュニケーションや発声の能力，精神面などの点数がよい結果でした。リハビリテーション治療としては，放射線療法を終了してからリラクゼーションや呼吸法を含めた発声訓練を行うことで効果があるとされています。

　どの運動も，痛みが出たら無理をせずに痛みなく行える範囲にとどめるようにしましょう。痛みがよくなったら，筋肉がやせたり，硬くなることを防ぐために再開することをお勧めします。

　放射線療法中や治療後に飲み込みや声などに症状が出てきたときには，医療スタッフに相談しましょう。

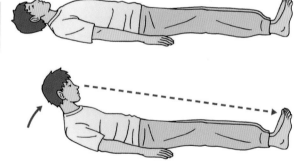

嚥下おでこ体操

のど仏あたりに
力が入っている
ように

おへそを覗き込むように，強く下を向いて手のひらとおでこで5秒間押し合いましょう。
のど仏のあたりに力が入るように行ってください。
1セット5〜10回を目標。
※首が後ろに反らないようにしましょう。

頭部挙上訓練

仰向けになり，肩を床につけたまま，頭だけをつま先をみるように持ち上げる。
頭を持ち上げたまま10〜30秒維持する。
1セット3回を目標。

図12　**喉の筋力トレーニング**
頸椎症や高血圧などと診断されている患者さんは，かかりつけ医に実施してよいか確認してから行なってください。
頭部挙上訓練は嚥下おでこ体操より負荷が高いので，無理をしないようにしましょう。

Q6 頭頸部がんの手術（頸部リンパ節郭清術）後に，リハビリテーションを行った方がよいでしょうか？

A 頭頸部がんの手術（頸部リンパ節郭清術）後に，肩の運動療法を行うことを推奨します。

解説 頸部リンパ節郭清術後には副神経麻痺を生じることがあり，麻痺側の肩が下がり，肩が上がりにくくなったり，動かすと首や肩回りに痛みや不快感を生じたりします（shoulder syndrome）。手術の内容により障害の程度は異なり，郭清の範囲が広いと症状の発生率も高くなります。副神経を切除しなかった場合でも，長期に肩の運動障害を感じることもあります。これらのことから日常生活に影響が出る恐れがあり，一定期間，肩関節の動きの範囲をよくする訓練や肩まわりの筋肉に筋力をつける訓練を行うとよいとされています。また肩関節の運動拡大のみより肩関節周囲の筋力トレーニングをあわせて行った方が，痛みや一部の肩関節の動く範囲に改善が得られるとされています。肩のリハビリテーションの開始時期はおおむね手術後2〜5日目以降になります。運動障害は長期にわたる場合もあるため，外来で継続的にリハビリテーションを行うこともあります。

リハビリテーションの内容は，大きく分けて2つあります。

①肩関節の運動範囲の拡大：仰向けに寝て行います。**図13**のように肩関節を介助で動かしてもらい，肩関節の運動範囲を拡大します。

②肩関節周囲の筋力増強：肩のインナーマッスル（棘上筋，棘下筋，小円筋，肩甲下筋）の筋力トレーニングを行います。肩関節の内旋（**図14**）（60〜90度），外旋（0〜30度），外転（0〜30度）の抵抗運動*を行います。エクササイズバンドを用

＊**抵抗運動**
　抵抗のかけ方はさまざまですが，自主トレーニングでは，弾性のあるエクササイズバンドを伸ばす運動で負荷をかけます。

43

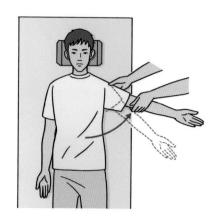

図13　肩関節外転の自動介助運動

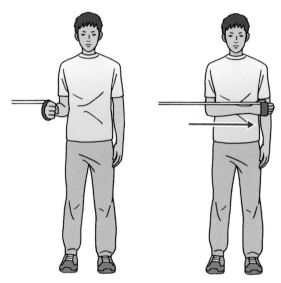

図14　肩関節の内旋（0 ～ 90°の場合）

い，特に外旋運動に重点をおきながら徐々に強度の強いものに変えて負荷量を増やしていきます。

①の肩関節の運動範囲を拡大して，痛みがなければ②の肩関節および上腕全体の筋力トレーニングを行っていきます。

これらを週3回程度，理学療法士や作業療法士がリハビリテーションを行います。誤った運動を続けてしまうと肩関節を痛める可能性があるので，専門職の指導のもと徐々に自主トレーニングへ移行していきましょう。また，トレーニング継続の期間についても医療スタッフに相談しながら安全かつ効果的にリハビリテーションを行ってください。

第6章

乳がん・婦人科がん

Q1 乳がんの手術後に，リハビリテーションを行った方がよいでしょうか？

A 乳がん手術後の患者さんに対して，リハビリテーション（肩関節可動域訓練など）を行うことを推奨します。

解説　乳がんの手術後には，傷の痛みやつっぱり感などから手術した側の肩が上がりにくくなり，着替えや洗髪などの日常生活活動（ADL）や，退院後の家事・育児などが制限されることがあります。また，手術した側の腕を動かすことへの不安から運動や生活のなかでの使用を控えていると，さらに筋力や可動域*が制限された状態が続いてしまうおそれがあります。手術後に肩の運動を行うことで，手術後の肩関節可動域が拡大し，上肢機能が改善することが明らかになっていますので，術後は積極的に肩の運動を行いましょう。

　特に腋窩リンパ節郭清術を受けた患者さんはパンフレットによる運動指導だけでは不十分です。理学療法士や作業療法士などのリハビリテーション専門職の指導下で，手術後早期から段階的にストレッチや肩の関節を動かすような運動を行い，自宅でも運動を継続することで，手術後の肩関節の可動域の拡大や上肢機能の改善という効果が得られることが示されています。運動の方法や回数については，タオルや壁を使った体操（**図1**）など自宅でも実施しやすい方法を，理学療法士や作業療法士から入院中に指導を受け，退院後も継続しましょう。

　手術後早期から運動を行うことで手術後のリンパ浮腫が増加することは報告されていませんが，積極的な肩の運動を開始する時期としては，手術後にドレーンが入っている場合は手術後5〜8日目から開始することが推奨されています。手術後5〜8日目に積極的な肩の運動を開始した方が手術後のドレナージ量や感染リスクが少なく，安全であるとされています。いつからどのくらい積極的に肩の運動を開始するかは，

---

* **可動域**
　　関節を動かすことのできる範囲で，通常は角度で表します。

手術の範囲や手術後の傷の状態によって担当医や理学療法士，作業療法士に確認してください。

　また，近年では乳房再建術が行われることが増えています。乳房再建術後の運動の効果に関してはまだ報告も少ない状態です。再建方法や術後の傷の状態によっても異なるため，担当医や理学療法士，作業療法士と相談しながら運動を行いましょう。

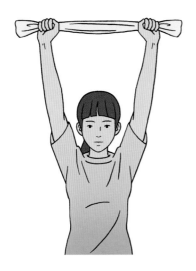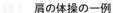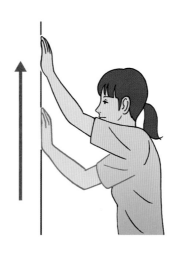

図1　肩の体操の一例

Q2 乳がんの治療中（がん薬物療法や放射線療法）に，リハビリテーションを行った方がよいでしょうか？

A 乳がんの治療でがん薬物療法や放射線療法を受けられている患者さんに対して，リハビリテーション（運動療法）を行うことを推奨します。

解説 乳がんの治療としてがん薬物療法や放射線療法を受けられている患者さんは，倦怠感（だるさ）やむくみ，手足先のしびれなどが生じる場合があり，どうしても日常生活での活動は控えめになる傾向があります。過度の安静は逆に身体機能の低下を招き，筋力や心肺機能が低下することで日常生活に支障をきたすのみでなく，がんの治療の副作用に耐えることが困難になることも危惧されます。ここでは運動療法の効果について解説しますが，適切な運動を行うことで，乳がん治療中の患者さんにおいても，心肺機能，QOL（生活の質）や倦怠感の改善，うつや不安症状の改善などが認められます。運動時に経験したことのない痛みや，腕や脚の脱力感などが出現した場合には，無理に運動を継続することは避け，すみやかに担当医や整形外科医の診察を受けてください。

　行う運動としては，自転車エルゴメータ，サイクリングやウォーキング，水泳などの有酸素運動（**図2**）をやや強いと感じる運動強度で1回20〜30分，週3回行うことを目安として開始します。治療中の体調にあわせて継続できる運動量を見極め，運動の強さや時間を調整することが大切です。運動の強さの指標として心拍数が参考になります。年齢によって心肺機能は異なりますが，心拍数の目標値としておおまかな目安は，「220－年齢の値＝推定最大心拍数の60〜80%」とされています（**表1**）。これらは目安であり無理なく行うことが重要です。比較的運動が苦手と思われている方でも，ウォーキングでは歩き慣れた近所やショッピングモールを無理のない時間で歩くことと，状態にあわせて歩行時間を延ばしていくことで心肺機能や身体機能の維持につながります。また，8〜10回は繰り返して行える程度の負荷で，ダンベルなどを

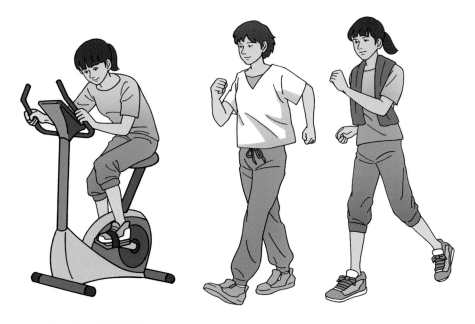

図2　代表的な有酸素運動
骨転移がある場合，骨折リスクがあるので担当医に確認が必要です。

表1　有酸素運動時の目標心拍数（毎分）

年齢	目標心拍数（毎分）
40 歳	108 〜 144
50 歳	102 〜 136
60 歳	96 〜 128
70 歳	90 〜 120

用いて上肢，体幹，下肢の筋肉をバランスよく使うメニューを参考にして，継続可能な負荷量や回数設定を行うことが大切です（図3）。運動によるリンパ浮腫への悪影響については，運動の行い過ぎに注意する必要はありますが特に心配する必要はありません（p53 Q 5 を参照）。病気の具合や治療などはさまざまですので，上記を参考に適切な運動メニューについて担当医やリハビリテーション科医，リハビリテーション担当の理学療法士や作業療法士に相談されることをお勧めします。

▶ 乳がんの骨転移について

乳がんは他のがんに比べても骨転移の頻度が高いため，運動を始める前に注意が必

要です。

　がん薬物療法や放射線療法を受けている乳がんの患者さんのうち骨転移がある場合，骨強度の低下による骨折をきたすことがありますので，運動を始める前に担当医に確認してください。ただし，骨転移がある場合でも，骨の状況によっては運動が可能な場合がありますので，担当医や担当のリハビリテーション科医に確認することをお勧めします。また，そのような場合は，運動時の注意点や可能な運動について担当のリハビリテーション科医，理学療法士や作業療法士にまず確認し，特に最初は病院などの施設でその指導のもとに行うことをお勧めします（退院後や外来でのリハビリテーションについては，「がんのリハビリテーション診療の概要」（巻頭）をご参照ください）。

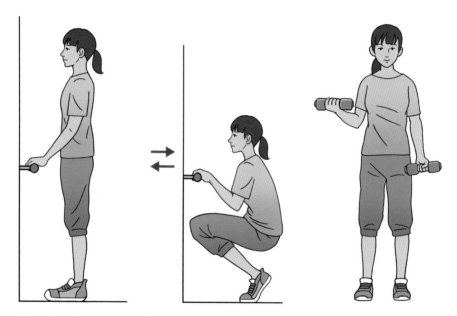

図3　筋力トレーニングの例

骨転移がある場合，骨折リスクがあるので担当医に確認が必要です。

Q3 乳がんの治療終了後に，リハビリテーションを行った方がよいでしょうか？

A 乳がんの治療終了後の患者さんに対して，リハビリテーション（運動療法）を行うことを提案します。

解説　乳がんに対する手術やがん薬物療法，放射線療法などの治療が終了した患者さんにおいて，倦怠感や不安，うつ，体力低下，肥満など長期間にわたりそれらの不快な症状に悩まされている方も少なくありません。これらの症状に対し，運動療法が効果的であることが報告されています。乳がん治療後には後遺症として，リンパ浮腫による上肢のむくみ，肩関節の障害で腕を上げにくくなったり，がん薬物療法の副作用で手足にしびれが残ったりすることもあります。そのような場合でも運動することで症状が悪化することはありませんし，そのような後遺症が特にない患者さんでも運動によってリンパ浮腫などが発生することはありませんので，安心して取り組まれることをお勧めします。またがん薬物療法や放射線療法中のリハビリテーション効果と同じように，乳がん治療が終了した患者さんにおいても，運動の効果として心肺機能の改善，QOL や倦怠感の改善，うつや不安症状の改善，体脂肪率の低下，筋力の改善などさまざまな効果が認められています。

　運動のやり方としては，歩行，ウォーキング，自転車エルゴメータ，水泳などの有酸素運動と，ダンベルや器具などを用いた上肢，体幹のトレーニング，スクワットやつま先立ちなどの筋力トレーニングの2つがあります。有酸素運動の強度としては「ややきつい」から「きつい」と感じる程度の強度で，20～50分程度週3回を目安として開始します。ただ乳がんの治療が終了した段階では，運動は三日坊主にならないようなるべく持続することが大切ですので，各自の状況にあわせて無理なく継続できるレベルの運動をまずみつけることが重要です。週3回行えるような軽い運動から始めて，体調などを確かめながら運動量を徐々に増やしていくこともやり方のひとつです。有酸素運動に加え，筋力トレーニングを行うことも効果的です。8～10回は繰り返して行える程度の負荷を目安に，上肢，体幹，下肢筋力を使う運動をバランスよ

第6章

乳がん・婦人科がん

51

く行うことで効果が期待できます。

　乳がんの治療が終了している患者さんにおいては，現在の医療制度では医療機関で保険診療により運動療法を行うことができないため，リハビリテーション専門職による指導を直接受けることが困難であるという問題があります。上記にご紹介した運動内容を参考に，自宅やフィットネスジムをご利用いただいて，無理のない運動メニューで継続することが大切です。何か不安に思われることがあれば担当医やリハビリテーション科医を受診し相談されてみてはいかがでしょうか。もちろん治療終了後でも，腕のむくみや肩関節の動きに制限を生じた場合は保険診療での診断，治療をある程度行うことは可能です。担当医に相談していただくか，乳がんの治療後であることを告げたうえで，がん診療連携拠点病院などの整形外科やリハビリテーション科，リンパ浮腫外来を受診していただくことが大切です。

Q4 乳がんや治療に関連した認知機能障害に対して，リハビリテーションを行った方がよいでしょうか？

A がんやがん治療に関連した認知機能障害がある乳がん患者さんに対して，リハビリテーション（認知機能訓練）を行うことを提案します。

解説　認知機能とは，記憶力，集中力，問題解決能力などが含まれます。認知機能障害とはこのような認知機能が低下することをいいます。がんやがんの治療に関連して物忘れや集中力の低下などの症状が生じ，治療中や治療後の生活に支障が出る患者さんがいることが報告されています。特にがん薬物療法に伴う認知機能障害が認識されるようになっていますが，病態やメカニズムはまだ明らかではありません。乳がん患者を中心とした研究報告では発症率は15～75％と幅がありますが，治療後数年に

わたり持続するとも報告されています。物忘れや集中力の低下などの症状により，作業でミスが増えたり時間がかかる，一度に複数の課題を実施できないなど家事や仕事，周囲の人との関係に影響します。

　乳がん治療後の患者さんに対し，個別で対面や電話，オンラインを用いたり，少人数のグループを対象にして記憶や注意機能などの認知機能訓練や心理教育を行うことで，何らかの心理検査の改善が報告されていますが，患者さんの自覚的な認知機能の改善については結果にばらつきがありました。一方で，リハビリテーションにより倦怠感やうつ傾向，不安などの症状が悪化することは確認されていません。

　パソコンを使った訓練や患者グループでの訓練などさまざまな方法が検討されています。外来治療中や治療終了後の患者さんの医療機関でのリハビリテーションについては，「がんのリハビリテーション診療の概要」（巻頭）をご参照ください。

Q5 乳がんの手術後でリンパ浮腫の危険がある場合，リハビリテーションを行った方がよいでしょうか？

A 乳がん手術後でリンパ浮腫の危険がある患者さんに対して，リハビリテーションを行うことを提案します。

　解説　乳がんの手術後には術側上肢のリンパ浮腫が生じることがあり，腋窩リンパ節郭清術を伴う手術を受けた患者さんはセンチネルリンパ節生検術に比べてリンパ浮腫の発症の可能性が高いとされています。リンパ浮腫を発症すると腕の疲れやすさや重たさ，関節の動かしにくさ，見た目の問題などがさまざまな生活上の制限につながります。

　運動によりリンパ浮腫を発症することが不安になり，運動を控えることが筋力低下や関節の拘縮につながるおそれがあります。腋窩リンパ節郭清術を含めた乳がん手術

後の患者さんが，リンパ浮腫に関連した症状がないことを確認しながら，インストラクターの指導下で段階的に負荷量を増やしていくようにウエイトリフティングなどの運動を行ったのちに自己で運動を継続した結果，これらの運動は上肢のリンパ浮腫の発症とは関係がなかったと報告されています。

　運動をどのくらい行ってよいかはリンパ浮腫の自覚症状の有無や周径の変化などを確認しながら担当医や理学療法士，作業療法士に相談してください。リンパ浮腫発症の予防として弾性着衣の使用や用手的リンパドレナージ（manual lymph drainage：MLD）*を実施することの効果には十分な科学的な根拠がないため，現時点では推奨されていません。

Q6 婦人科がんの治療中や治療後に，リハビリテーションを行った方がよいでしょうか？

A 婦人科がんの治療中や治療終了後の患者さんに対して，リハビリテーション（運動療法）を行うことを提案します。

 解説　婦人科がん（子宮がん，卵巣がんなど）の患者さんは，治療中や治療後に身体活動の低下により，肥満やQOLの低下などの問題が起きやすいといわれています。婦人科がんでは治療として，手術，がん薬物療法，放射線療法を組み合わせた治療が行われますが，治療中，あるいは治療後も四肢のしびれ，下肢のリンパ浮腫や倦怠感，不安やうつ，QOLの低下などさまざまな身体的，精神的な問題が生じます。がん薬物療法では，副作用で四肢のしびれや関節痛をきたすものもあり，また放射線

＊用手的リンパドレナージ
　　施術者の手により，皮膚の上からリンパ液の流れを誘導し，リンパ浮腫を軽減することを目的として行う手技です。

54

療法は腸などの消化管にも影響するため，下痢や嘔吐などにより活動性が低下する要因となります。特に子宮体がんの患者さんでは肥満ががん発症のリスクを上げることが知られており，運動療法は特に有用と考えられています。卵巣がんではがん薬物療法を行うことが多く，がん薬物療法中にはやはり活動性の低下，うつ症状，倦怠感，QOLの低下が認められます。これらの症状に対し運動療法を行うことは一定の効果があり，がんと診断されたときから行うことが勧められます。担当医に相談し，治療中や治療後に継続できるよう無理のない方法で行うことが大切です。

　行う運動としては，やや強いと感じる運動強度で自転車エルゴメータ，サイクリングやウォーキング，水泳などの有酸素運動を1回20〜30分，週3回行うことを目安として開始します。治療中の体調にあわせて継続できる運動量を見極め，運動の強さや時間を調整することが大切です。運動の強さの指標として心拍数が参考になります。詳細はp49表1をご参照ください。ただ，肥満などがある場合には膝関節を痛めている場合があり，またがん薬物療法の副作用による関節痛などを考慮する必要があります。そのような場合には運動を始める前に担当の先生に相談し，リハビリテーション科医や整形外科医の指導下に運動を開始することが必要です。比較的運動が苦手と思われている方でも，ウォーキングでは歩き慣れた近所やショッピングモールを無理のない時間で歩くことと，状態にあわせて歩行時間を延ばしていくことで心肺機能の低下や身体機能の維持につながります。また，8〜10回は繰り返して行える程度の負荷の筋力トレーニングを組み合わせて行うと効果的です。ダンベルなどを用いて上肢，体幹，下肢の筋肉をバランスよく使うメニューを考え，継続可能な負荷量や回数設定を行うことが大切です。リンパ浮腫に対しては積極的な運動は発症予防に有効とされており，体重コントロール（運動プラス食事内容）や長時間同じ姿勢でいないこと（立位・座位）などに注意しながら日常生活を送ることが大切です。

婦人科がん術後に尿失禁がある患者さんに対して，リハビリテーション（骨盤底筋力強化）を行うことを提案します。

解説 婦人科がんの手術では，がんの治療のため一緒に周辺の神経を切除する場合があり，このとき膀胱や尿道などで排尿をコントロールする神経も損傷されるため，手術後に尿意を感じにくくなったり，無意識に尿が漏れてしまう（尿失禁）ということが起こり，治療後も長く続くことがあります。このような尿失禁は治療前にすでに約1割の患者さんにみられていたとの報告もあり，QOL に大きな影響を及ぼしています。手術後に尿が出にくい症状が続く場合には，入院中に看護師や担当の理学療法士，作業療法士の指導で，時間を決めて自分でカテーテルチューブを尿道から入れて排尿するやり方を習得することになります。手術後に自分で排尿できるようになり，尿漏れが問題になった場合には骨盤底筋の筋力トレーニングが推奨されています。

骨盤底筋の筋力トレーニングは，主に肛門を絞める筋力を鍛えることを意識して行います。力が入りやすい姿勢で，肛門を絞める動作を10〜20回を1セットとして1日4セット（朝，昼，夕，寝る前）を目安として行います。図4に代表的な姿勢として仰向け，座位の姿勢を提示していますが，特にこのような体位にこだわる必要はありませんので，肛門に力が入りやすい姿勢かつ生活スタイルにあわせて，行いやすい姿勢で継続して行うことを念頭に訓練を行います。約3カ月行うことで効果が認められたとの報告もありますが，十分な効果を得るためには継続して行うことが大切です。

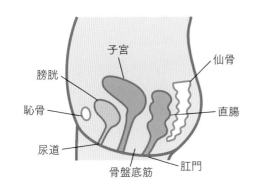

子宮
仙骨
膀胱
恥骨
直腸
尿道
骨盤底筋
肛門

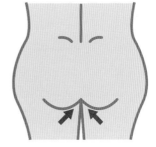

肛門をギュッと締めるイメージで

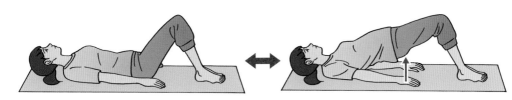

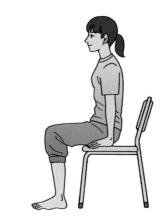

図4 骨盤底筋体操時の姿勢（肩やお腹の力を抜いて行うことが基本）

骨盤底筋は尿道や肛門を囲むように位置していて，肛門を絞める，緩めるを繰り返すことで鍛えることができます。力の入り易い姿勢で，肛門に力を入れる速さを変えたり，絞める時間の長さを変えることでも効果的に行うことができます。1セット10回程度を目安（1日5セット程度）として，自分にあった回数で行うとよいでしょう（前立腺がん手術後［p24］の骨盤底筋体操も参照してください）。

第7章
骨軟部腫瘍

Q1 腕や脚の悪性腫瘍（肉腫）では，患肢を温存する手術と切断のどちらを選択した方がよいでしょうか？

A 腕や脚の悪性腫瘍では患肢温存手術を行うことを提案します。

解説 悪性骨・軟部腫瘍は，全身の骨・関節と軟部組織に発生するがんの一種であり，肉腫（にくしゅ）ともよばれます（悪性軟部腫瘍は軟部肉腫とよびます）。肉腫の発生率は全悪性腫瘍の約1％です。肉腫の治療は手術・がん薬物療法・放射線療法が中心となります。

四肢に発生した肉腫の手術では，医療の進歩により患肢（かんし）を温存できる場合が増加しています。しかし，腫瘍のサイズが大きく，神経や血管が腫瘍に接している場合，切断が必要となる場合があります。切断は外見上の問題があり，脚の切断を受ける場合，移動に義足や杖の使用が必要となるため，通常は多くの患者さんが患肢温存手術を希望されます。

悪性骨腫瘍や，悪性軟部腫瘍が骨に接していたり浸潤（しんじゅん）している場合，骨を切除する場合があります。骨切除後には腫瘍用人工関節や骨移植での再建が行われます（図1）。下肢の悪性骨・軟部腫瘍では，人工関節の手術を受けた場合，手術後早期から体重をかけて歩行することができます。また，切断と異なり義足の必要性がありません。しかし人工関節などの患肢温存手術は，手術後の合併症（感染など）が切断より多い傾向があります。また，人工関節は長期の耐久性に問題があり，摩耗（まもう），脱臼，破損，ゆるみなどにより，再手術（再置換術）が必要となる場合があります。このため，腫瘍用人工関節が手術後10年で温存されている割合は約70％で，合併症により切断となる割合は5〜10％といわれています。骨移植術は，主に切除した骨をさまざまな方法で処理して（骨に残っている悪性細胞も殺処理されます），その後体内に戻す方法です。処理した骨が周囲の骨とある程度癒合（ゆごう）するまでは負荷をかけられないため，全体重で歩行できるまで数カ月から半年以上かかる場合があります。その他，患

肢を温存するために皮膚や血管などを再建する場合があります。

　一方，切断を受けた場合，患肢温存術に比べ，肉体労働やスポーツへの参加が有利となります。

　なお，手術後の四肢の機能は患肢温存手術の方が切断より優っています。しかし，日常生活活動（ADL）やQOL（生活の質）に関しては差がありません。したがって，どの手術方法を選ぶかは，担当医とよく相談して決定しましょう。

骨肉腫（大腿骨）

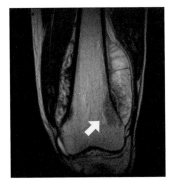

骨移植

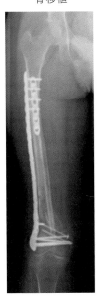

腫瘍用人工関節

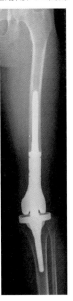

図1　**骨肉腫に対する患肢温存手術**

Q2 がんが腕や脚の骨に転移し骨折した場合もしくは骨折しそうな場合，手術を行った方がよいでしょうか？

A がんが腕や脚の骨に転移し骨折した場合，手術を行うことを推奨します。骨折しそうな場合，手術を行うことを提案します。

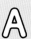 解説　がんは，他の臓器に転移することがあります。骨に転移した場合，骨転移とよびます。骨転移を起こしやすいがんは，多い順に男性では肺がん，前立腺がん，腎がん，女性では乳がん，肺がん，甲状腺がんです。骨転移が起りやすい骨は，脊椎，肋骨，骨盤，大腿骨，上腕骨などです。骨転移ははじめは小さく，症状はありませんが，抗がん剤などで増大が抑えられない場合，次第に増大し，骨の破壊が進行します。その結果，痛みや骨折（病的骨折とよびます）が生じることがあります（図2，3）。

　特に大腿骨に病的骨折が発生した場合，痛みのため起き上がったり寝返りを行うこともできません。また，誤嚥性肺炎，褥瘡，深部静脈血栓症，腸閉塞などの重篤な合併症が高率に発生する可能性があります。したがって，病的骨折が起きた場合，手術を受けることが勧められます。上腕骨を骨折した場合，歩行はできますが，洗顔，更衣，食事に支障があります。

　痛みがあり，画像で骨折しそうな状態を切迫骨折とよびます（図4）。骨転移による骨欠損が軽度の場合は放射線療法だけで十分な場合もありますが，骨欠損が大きいと手術が必要になる場合があります。

　また，すでに放射線療法を行っているにもかかわらず痛みが続いたり，腎がん，甲状腺がんで放射線療法の効果があまり期待できない場合や，体重が重かったり，年齢などのため杖で体重がかかりにくくすることが難しい場合は，病的骨折が起こる可能性が極めて高いと考えられます。そのため，痛みをとり，治療期間を短縮する目的で，骨折する前に手術を受けることを勧められる場合があります。

　手術は，金属（髄内釘やプレート）を用いた内固定術や，病変部を切除して（腫瘍

用）人工関節で置換する方法があります（**図2, 3**）。これらの手術を受けた場合，61～81％の方が歩くことができたと報告されています。また，手術により骨折による痛みやADLが改善します。

　ただし，手術に伴う全身の合併症が1～12％の方に発生し，手術後の死亡は0～13％に発生すると報告されています。また，髄内釘やプレート，人工骨頭は感染や破損，緩みなどにより再手術が必要になることもあります。したがって，これらのさまざまなことを考慮して治療方針を担当医と相談してください。

　手術後のリハビリテーションは，治療方法や骨欠損の程度，痛みによって異なります。下肢を手術した場合，まず，車椅子に乗る練習を行い，次に歩行器や松葉杖を用いた歩行練習を行います。最終的には歩行時に杖を必要としない場合があります。上肢の場合，手術の後は肩や肘を動かす練習を行います。

大腿骨骨折

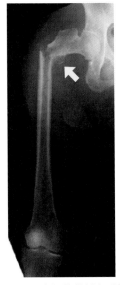

髄内釘

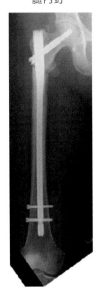

人工骨頭

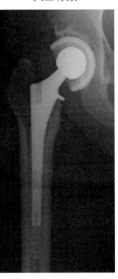

腫瘍用
人工骨頭

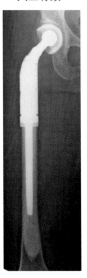

図2　**大腿骨骨折と手術方法**

上腕骨骨折　　　　髄内釘　　　　腫瘍用人工骨頭

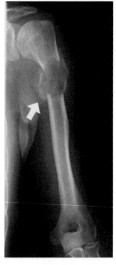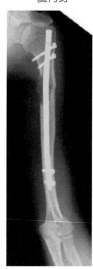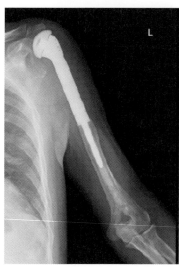

図3　**上腕骨骨折と手術方法**

大腿骨切迫骨折　　予防的内固定術　　　　上腕骨切迫骨折　予防的内固定術

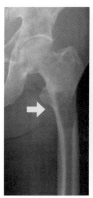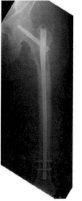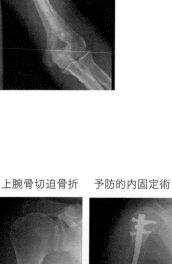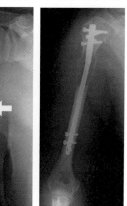

図4　**切迫骨折と予防的内固定術**

Q3 がんが背骨に転移し腕や脚が麻痺した場合，手術を行った方がよいでしょうか？

A 脊椎転移による麻痺の症例に対して，手術を行うことを推奨します。

 解説　脊椎は最も骨転移を起こしやすい部位です。脊椎にがんが転移することを脊椎転移とよびます。転移が小さい場合，症状はありませんが，次第に増大すると，脊髄を圧迫して麻痺を起こし，腕や脚の知覚が低下し力が入らなくなることがあります（図5）。圧迫された脊髄の部位や程度によって症状は異なりますが，頸髄や上位の胸髄であれば腕や脚の筋力が低下し（四肢麻痺），中位の胸髄や腰髄であれば脚の筋力が低下します（対麻痺）。また，知覚障害（知覚の低下やしびれ），膀胱直腸障害（排尿・排便が困難）が出現します。椎体も強く破壊されていることが多く，脊椎が不安定になり，転移した部位に痛みがあります。

　脊椎転移による痛みが強い骨破壊に対しては，麻痺がなく痛みだけの症状であれば，多くの場合，放射線療法で痛みが軽快します。脊椎不安定性があれば，固定術が行われる場合もあります。しかし，脊髄圧迫による麻痺がある場合，放射線療法だけでは回復が難しく，手術と放射線療法の両方が必要になる場合があります。手術は脊髄の圧迫の解除（除圧術）と，脊椎不安定性の改善（固定術）が行われます。除圧術は，椎弓とよばれる部位と，脊髄を圧迫している腫瘍（の一部）を切除します。固定術には，金属（スクリューとロッド）が用いられます。麻痺が生じた場合，手術と放射線療法をあわせて行うと，放射線療法だけに比べ，痛みや移動能力の改善が良好といわれています。麻痺によって歩行ができなくなっている場合，手術と放射線療法では45〜62％が歩けるようになりましたが，放射線療法だけでは16〜29％が歩けるようになったと報告されています。

　しかし，麻痺が出現したら早めに治療を開始しないと，改善が得られない場合があります。一般に脊髄の圧迫を除去する手術は48〜72時間以内に行われますが，この時間以後でも麻痺が改善する場合もあります。

また，手術には感染，血腫，肺炎などの合併症が約 10〜27％発生します。手術中の出血や体への負担も考慮する必要があるため，体力が低下していたり，全身の状態が不良で手術に伴うリスクが高い場合は医師が手術を行うのは控えるべきと判断することがあります。一方，未治療の前立腺がんや悪性リンパ腫のように放射線療法がよく効果がある腫瘍では，麻痺を起こしても放射線療法のみで麻痺の回復が良好といわれています。

　手術の後は，ベッド上で上半身を起こす練習から開始します。その後，車椅子に乗り移る練習を行います。下肢の麻痺が改善すれば，杖を用いた歩行練習によって歩行が可能になることもあります。

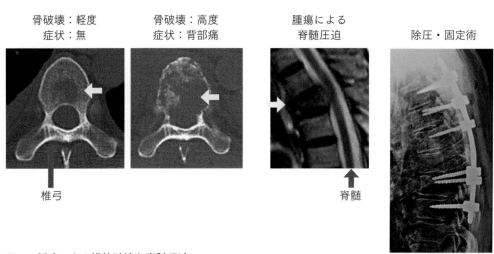

図5　腫瘍による椎体破壊と脊髄圧迫
矢印（ ）：腫瘍

Q4 がんが骨に転移し日常生活が制限され QOL（生活の質）が下がっている場合，リハビリテーションを行った方がよいでしょうか？

A 骨転移により ADL や QOL が低下している場合，リハビリテーション（運動療法）を行うことを提案します。

解説 　がんが骨に転移しても，小さく，骨破壊が軽度の場合は，日常生活に制限はなく，運動を含めた活動に支障はありません。しかし，骨転移が大きくなり，痛みや骨折，麻痺が発生すると，歩行が困難になるなど，日常生活が制限されます。また，肺炎や膀胱炎などの合併症を生じる可能性もあります。したがって，リハビリテーションを行うことで，元の ADL まで改善することが重要です。

　なお，骨転移による骨破壊があれば，運動負荷により痛みが強くなる可能性があります。また，病的骨折や脊髄圧迫による麻痺が発生するリスクもあります。しかし，病的骨折や脊髄圧迫による麻痺をおそれ過度に活動を制限すると，廃用症候群を生じる危険性があります。そこで，リハビリテーションを行う前に，画像検査や診察でこれらの評価を行い，適切な訓練を行うことで，リハビリテーション期間中の骨折リスクを回避します。

　リハビリテーションとしては，筋力トレーニング，歩行訓練を行います。杖，歩行器や装具などの補助具も使用して適切な荷重制限の指導が行われます。骨転移の部位や状態によって，痛みや骨折のリスクを軽減する動作は異なります。また，危険動作を回避する指導も行われます。ベッドには，立ち上がり動作や車椅子への乗り移りを支援する手すりの設置などの環境設定も行われます。これらにより，麻痺が発生した患者さんの車椅子への乗り移りや歩行が可能になり自宅退院が可能になるなど，有効であることが報告されています。

Q5 がんが骨に転移し腕や脚の骨折や麻痺の危険がある場合，装具を使用した方がよいでしょうか？

A がんが骨に転移し腕や脚の骨折や麻痺の危険がある場合，装具を使用することを提案します。

解説 がんが骨に転移し腕や脚の骨折や麻痺の危険がある場合でも，廃用症候群の予防のため，不必要な安静は避ける必要があります。骨折のリスクが高い場合は手術を受ける場合があります。骨折リスクがあまり高くない場合や麻痺を認めない場合は，放射線療法を受けることがあります。

　痛みがあり，椎体が圧潰を起こしている場合は，体幹装具を装着して，活動性を上げていきます。頸椎や上位胸椎ではカラーを用います（図6）。下位胸椎や腰椎ではコルセットを用います。コルセットは硬性（硬い素材でできたもの）と軟性（軟らかい素材でできたもの）がありますが，それぞれ長所・短所があり，どちらが適切かは明らかではありません。麻痺がない場合は放射線療法が行われますが，骨の硬化が得られるまでに約3カ月かかり，この期間は装具をつけることで痛みが軽減し，活動しやすくなります。ただし，体幹装具を用いても脊椎の骨折は8.6％に起こると報告されており，動作の妨げとなる場合もあります。また，腹水や胸水を伴う場合は，装具で締めつけられて苦痛や不快感を生じる場合もあります。したがって，装具の使用はこれらを考慮して決定されます。

　骨転移により腕や脚の骨折の危険がある場合は，まず手術を行うべきか判断されます。装具による治療を受ける場合，骨転移が大腿骨の近位や中央部では有効な装具は少ないですが，下腿部や足部であれば，膝蓋腱支持式免荷装具（膝蓋骨のすぐ下の膝蓋靱帯を前方からおさえて下腿や脚に体重がかからなくするための装具）を用います（図6）。上腕骨の切迫骨折に対しては三角巾などで対処しますが，骨折して装具を使用する場合は，ファンクショナルブレースとよばれる装具を用います。肘や前腕の骨折リスクがある場合は，シーネ固定とよぶ方法で固定すると痛みが改善します。

軟性コルセット 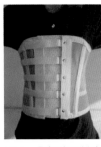 硬性コルセット 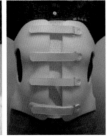 フィラデルフィア
カラー 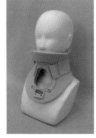 膝蓋腱支持式
免荷装具 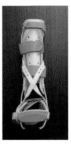 ファンクショナル
ブレース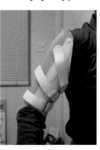

図6　**骨転移に対する装具**

Q6 がんが骨に転移して日常生活に支障をきたしている場合，放射線療法を受けた方がよいでしょうか？

A　がんが骨に転移して日常生活に支障をきたしている場合，改善するために放射線療法を受けることを提案します。

解説　がんが骨に転移すると，痛みだけでなく，骨折や麻痺を起こし，日常生活に支障をきたすことがあります。放射線療法の役割は，腫瘍の増殖を抑えることで，骨破壊の進行を遅らせます。通常，複数回に分けて行う分割照射や，1回で行う単回照射が用いられます。また，最近は，より正確に病変部に照射を行う方法が開発され，保険適応となっています。放射線療法が効きやすい腫瘍（乳がん，前立腺がん，骨髄腫，リンパ腫）と，効きにくい腫瘍（腎がん，甲状腺がん）があります。放射線治療による痛みの改善は，早ければ開始後1週間程度で認められます。

　骨折や麻痺に対しては手術を行うことがありますが，手術だけでは腫瘍の増大を止めることはできず骨の破壊が進むため，しばしば手術の後で放射線療法が行われま

第7章

骨軟部腫瘍

す。放射線療法前に麻痺により歩行不能であった場合でも，放射線療法後16〜29％の方が歩行できるようになったと報告されています。特に骨髄腫，リンパ腫，乳がん，ホルモン感受性前立腺がんによる骨転移の方は，運動機能の改善が得られやすいとも報告されています。

　骨折や麻痺が起きていない場合も，痛みに対して放射線療法が有効です。放射線療法により75〜93％の方で痛みが改善したと報告されています。また，麻痺や骨折の予防効果もあります。

　放射線療法後は多くの場合，再び骨形成が出現し，骨の強度が改善しますが，骨折リスクは健常な骨に比べると高くなります。大腿骨に放射線療法を受けた方のうち，13〜15％の方に手術が必要となったとの報告もあります。したがって，放射線療法中は慎重に負荷をかけ，必要に応じて装具や杖などの補助具を使用します。

　放射線治療による副作用は，頸椎への照射であればのどの痛みがありますが，他にはあまり重篤なものはありません。

第8章
脳腫瘍

Q1 脳腫瘍のリハビリテーションでは，どのような評価をするのでしょうか？

A 脳腫瘍では，全般的身体機能，日常生活活動（ADL），QOL（生活の質），高次脳機能を患者さんの状態に応じて以下のような評価法を使用して系統的に評価することが勧められています。

①全般的身体機能：Karnofsky Performance Scale（KPS）
②日常生活活動：Functional Independence Measure（FIM），Barthel 指数（BI）。
③QOL：FACT-Br，EORTC QLQ-BN20，SF-36
④高次脳機能：Mini Mental State Examination（MMSE），改訂版長谷川式簡易知能評価スケール（HDS-R）

解説 脳腫瘍では，病巣の広がりや病気の特性，選択される治療法などから引き起こされる症状は患者さんによって異なります。また，治療の状況や病気の変化によっても症状は変わります。そのため，患者さんごとに，状態を色々な側面から評価する必要があります。

脳腫瘍の評価は最初に医師が行いますが，ADL などは実際に患者さんの日常生活に接することが多い看護師が行うこともあります。また，活動能力の評価では理学療法士や作業療法士などが共同して行うこともあります。さらに，これらの評価はリハビリテーションの効果判定としても使いますので，1カ月おき，または3カ月おきといったように定期的に繰り返し行います。

運動障害がある脳腫瘍患者さんに対して，リハビリテーションを行うことを提案します。

解説 　脳腫瘍患者さんでは，腫瘍そのものによる運動麻痺や感覚障害，協調性障害などに加え，手術やがん薬物療法，放射線療法など治療の副作用の影響も受けますのでリハビリテーションを行いましょう。リハビリテーションを行うことで，ADL やQOL の改善が期待できます。

　脳腫瘍の患者さんでは，引き起こされる症状が多彩なため，リハビリテーションとしては，医師，看護師，理学療法士，作業療法士，言語聴覚士などの多職種による治療が勧められます。

　具体的には，どのようなリハビリテーション治療を行うのでしょうか。動作能力に対しては，座位から立位，立位から歩行へと進めるのが一般的です。日常の活動量が低下すると，運動機能をはじめとしたさまざまな機能の低下が生じるので，日常生活における活動量を上げていくことも重要です。食事やトイレなどに介助が必要な状態でも，少しでも楽に活動できる方法を指導してもらい，必要に応じて補装具や自助具などを利用しながらできるだけ自分で行うようにしましょう。口腔や喉の機能が低下して会話や食事に支障がある場合には，会話や飲み込みの機能回復訓練を行いましょう。

第8章

脳腫瘍

73

Q3 脳腫瘍による高次脳機能障害に対して，リハビリテーションを行った方がよいでしょうか？

A 脳腫瘍による高次脳機能障害に対して，リハビリテーションを行うことを推奨します。

 解説 高次脳機能障害とは，失語，失行，注意障害，記憶障害，遂行機能障害，社会的行動障害などを主症状とする脳の機能障害をいいます。高次脳機能障害は脳腫瘍による脳の損傷でも生じますが，放射線療法や手術の影響で生じることもあります。リハビリテーションを行うことで，注意機能や記憶能力などの個々の高次脳機能の回復に加えて，QOL の改善が期待できます。

リハビリテーション診療は，運動障害と同じように医師の診察から始まり，どのようなリハビリテーション治療を行うかが決まります。失語に対しては言語聴覚士，注意機能や記憶，遂行機能，社会的行動に対しては，作業療法士や言語聴覚士，臨床心理士 / 公認心理師が主体となってかかわることが多いです。

高次脳機能の症状が軽い場合には，入院中の生活ではあまり問題にならなくても，自宅に帰り多様な環境や状況で生活をすると高次脳機能障害の問題が顕著になることがあります。また，患者さん本人は，自分の高次脳機能障害に気づかなかったり，気づいても大きな問題だとは感じなかったりすることが多いので，周囲の人からの情報提供や支援が重要となります。

リハビリテーションでは，まず個々の高次脳機能の改善を図ります。注意機能に対しては，障害の程度に応じて集中や配分が必要とされる課題を行うことが多いです。記憶に対しては，記憶課題の訓練を行う他，メモや目印などを活用した代償訓練も行います。遂行機能に対しては，問題解決訓練や行動を言語化して行動を促すような治療を行います。社会的行動障害に対しては，感情を制御する練習を行う他，生活しやすいように家庭や職場などの環境調整を行ったり薬物治療を行ったりすることもあります。

第9章
血液腫瘍・造血幹細胞移植

Q1 造血幹細胞移植の治療中や治療後に,
リハビリテーションを行った方がよいでしょうか?

Q2 高齢者が造血幹細胞移植の治療を受ける場合,
何に注意すればよいでしょうか?

Q1 造血幹細胞移植の治療中や治療後に，リハビリテーションを行った方がよいでしょうか？

A 造血幹細胞移植の治療中や治療後の患者さんに対して，運動療法を行うことを推奨します。

 解説 造血幹細胞移植*の治療中には，クリーンルーム（無菌室）への隔離や治療の副作用・合併症などから生じる身体症状（身体のだるさ，発熱，吐き気，下痢など）によって，患者さんの身体活動は減少してしまいます。その結果，体力や筋力などの運動機能が低下するだけでなく，不安やうつ症状が生じるなど精神機能も低下してしまい，日常生活活動（ADL）やQOL（生活の質）にも悪影響が出てしまいます。

　移植治療中に運動療法を行うことで，身体機能や精神機能が改善し，身体のだるさなどの身体症状も改善することが明らかになっています。そのため，移植治療中も積極的に運動療法を行い，身体活動を増加させることが重要です。

　それでは，リハビリテーションでは実際にどのような運動を行うのでしょうか。移植治療中はクリーンルーム（無菌室）の狭い空間に隔離されており，身体症状のためベッドに横になっている時間が多くなってしまいますが，そのようななかでも，ストレッチ，筋力トレーニング，ウォーキングや自転車エルゴメータ，トレッドミルなどを用いた有酸素運動を行うことが有効とされています（**図1**）。筋力トレーニングは，スクワットなどの自分の体重で負荷をかけて行う自重トレーニング，ダンベルなどのおもりやゴムバンドを用いる方法があります。大胸筋や広背筋，大腿四頭筋などの大

＊造血幹細胞移植

　通常のがん薬物療法や免疫抑制療法だけでは治すことが難しい血液がんや免疫不全症に対して行う治療です。

　大量の薬物療法や全身への放射線療法からなる移植前処置のあとに，自身またはドナーから採取した造血幹細胞（骨髄のなかで白血球や赤血球，血小板などの血球をつくりだすもとになっている細胞）を点滴で投与します。

きな筋肉を中心に，各筋8〜12回行います。筋力トレーニングや有酸素運動の運動の強さは，自覚的に「ややきつい」と感じる強さ（自覚的運動強度）が目安になります。運動療法は週3〜5回行うことが有効です。また，リハビリテーションの時間だけでなくそれ以外の時間にも，筋力トレーニングやウォーキングの自主トレーニングを行ったり，横になっている時間をできるだけ減らし，ベッドに腰をかけたり，足踏みなどの運動を行う時間を確保することが重要です。

　また，退院後も運動を継続することが重要です。アメリカスポーツ医学会が推奨している運動は，①週150分以上の中等度の有酸素運動（息が少しはずむ程度のウォーキングや自転車など），および②週2〜3回の大胸筋や広背筋，大腿四頭筋などの大きな筋肉を中心とした筋力トレーニングやストレッチとなっています（p4参照）。

　運動療法は移植治療開始前から治療中，退院後にかけて行いますが，治療中にはがん薬物療法・全身放射線療法の副作用や拒絶反応（「GVHD」［graft versus host disease：移植片対宿主病］とよばれます）などによりさまざまな身体症状が生じます。また，白血球や赤血球，血小板が減少（「骨髄抑制」とよばれます）し，感染しやすかったり，貧血症状や出血が生じやすい状態になっています。そのため，運動を行ってもよいか，どのような運動をどの程度行えばよいかを担当の医療スタッフに相談しましょう。

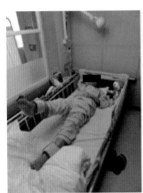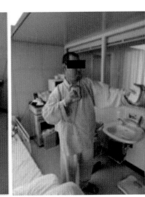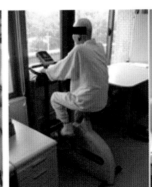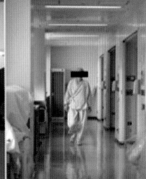

図1　**クリーンルーム（無菌室）での運動療法風景**

Q2 高齢者が造血幹細胞移植の治療を受ける場合，何に注意すればよいでしょうか？

A 造血幹細胞移植の治療を受ける予定の高齢患者さんに対して，治療前に高齢者機能評価（フレイルやサルコペニアの評価を含みます）を行うことを提案します。

解説 移植治療技術の進歩に伴い，高齢患者さんや併存疾患のある患者さんに対しても造血幹細胞移植が行われるようになってきています。高齢患者さんの特徴として，さまざまな併存疾患を重複してもっていること，多くの薬を服用していること（「ポリファーマシー」とよばれます），尿失禁，転倒，体重減少，めまい，視力低下など機能が低下していること（「老年症候群」とよばれます），認知機能の低下やうつ症状などの精神的な問題をもっていること，家族形態や経済状況などの社会的・経済的な制限があること，患者さんごとで個人差が大きいことなどがあります。特に移植治療前に老年症候群（**表1**）があると，移植治療中や治療後の ADL に支障が生じ看護や介護が必要となるだけでなく，移植治療中に副作用が強く出たり，治療の成績が悪くなる危険性も高くなります。また，移植治療前に体力が落ちて虚弱な状態（「フレイル」*や「サルコペニア」*とよばれます）の患者さんでも同じようなことが生じてしまいます。そのため，移植治療開始前にフレイルやサルコペニアについて評価し，問題が認められる患者さんに対しては，できるだけ早期より積極的なリハビリテーションを行うことが重要です。

高齢患者さんの評価には「高齢者機能評価」が用いられます。これは，高齢患者さんの①身体機能，②併存疾患，③薬剤内服状況，④栄養状態，⑤認知機能・心理状

＊**フレイル**
　加齢により心身が老い衰えた状態のことをいいます。
＊**サルコペニア**
　加齢により生じる筋肉量の減少と筋力の低下のことをいいます。

表1　老年症候群の主な症状

意識障害	認知症
せん妄	不眠
うつ症状	めまい
言語障害・聴覚障害・視力障害	骨関節変形
骨粗鬆症	骨折
尿失禁	夜間頻尿
誤嚥	便秘, 下痢
脱水	発熱
低体温	浮腫
肥満, るいそう（やせ）	低栄養
褥瘡（床ずれ）	ぜん息, 痰・咳
呼吸困難	間歇性跛行
手足の痺れ	不整脈
動脈硬化	出血傾向, 吐血・下血
痛み	
日常生活活動制限	

表2　フレイルの簡便なスクリーニング方法（改訂日本語版 CHS 基準）

項目	質問と測定
体重減少	6カ月間で2kg以上の体重減少がありましたか？
筋力低下	握力低下：男性＜28kg, 女性＜18kg
疲労感	（ここ2週間）わけもなく疲れたような感じがしますか？
歩行速度	歩行速度低下＜1.0m/秒
身体活動	①健康目的に適度な運動やスポーツをしていますか？ ②健康目的に低レベルの運動をしていますか？

3項目以上該当すると「フレイル」, 1～2項目該当すると「プレフレイル」と判定

況, ⑥社会環境（家族状況, 経済状況, 住環境など）, ⑦老年症候群などを総合的に評価するものです（その他にも簡便にフレイルをスクリーニングする方法も開発されています［表2]）。移植治療前にこのような評価を行うことで, 移植治療中の副作用の発症率や治療後の生存期間, 再発率の予測ができることが明らかになっています。

　それでは, 移植治療前にフレイルやサルコペニアと判定された場合はどうしたらよいのでしょうか。その場合は, 移植治療開始前のできるだけ早い時期からリハビリテーションを開始することが勧められます。アメリカがん協会（American Cancer Society：ACS）による『がんサバイバー*のための栄養と身体活動のガイドライン』では, がん患者さんの健康維持のために, 少なくとも週150分以上の中等度の強度の有酸素運動（会話はできるが, 歌は歌えない程度の運動）, もしくは週75分以上の高強度の有酸素運動（止まって息をしないと, 少ししか話せない程度の運動）を行

うとともに，週2回以上の筋力トレーニングを行うことが推奨されています。また，65歳以上の高齢がん患者さんにおいても，可能であれば同程度の身体活動を維持すること，慢性疾患などで身体活動に制限がある場合は，不活動の時間をできるだけ避け，患者さん個々の能力に応じてできるだけ身体活動を維持・増加させることが推奨されています。運動療法は，筋力トレーニングと有酸素運動で構成されます。筋力トレーニングは，大きい筋肉（膝・股関節周囲筋，下腿三頭筋，大胸筋・広背筋，上腕二頭筋・三頭筋，腹直筋など）を中心に，「ややきつい」と感じる強さで各運動を8〜12回，1〜2セット，週3〜5日行います。有酸素運動は，ウォーキング，エルゴメータやトレッドミルなどを用いて，「ややきつい」と感じる強さで1回20〜30分，週3〜5日行います。また，体力が落ちて虚弱な状態であったり，治療による副作用や合併症により何らかの症状が生じている高齢患者さんでは，横になっている時間をできるだけ減らし，椅子に腰をかけたり，足踏みなどの運動を行うことが重要です。可能であれば，家の周りを散歩したり買い物に出かけたりする時間をもちましょう。

　高齢患者さんでは，個々の体力や身体機能に差がありますので，運動を行ってもよいか，どのような運動をどの程度行えばよいかを担当の医療スタッフに相談しましょう。

＊**がんサバイバー**
　がんの診断を受けたときから死を迎えるまでの，すべての段階にある人（がん経験者）のことをいいます。

第10章
がん薬物療法・放射線療法

Q1 がん薬物療法や放射線療法の治療中や治療後に，
リハビリテーションを行った方がよいでしょうか？

Q2 がん薬物療法や放射線療法の治療中や治療後の
認知機能障害に対して，リハビリテーションを
行った方がよいでしょうか？

Q3 高齢者ががん薬物療法や放射線療法の治療を受ける
場合，高齢者特有の評価・検査はありますか？

Q4 がん薬物療法や放射線療法の治療中や治療後に，
運動療法や栄養療法を行った方がよいでしょうか？

Q1 がん薬物療法や放射線療法の治療中や治療後に，リハビリテーションを行った方がよいでしょうか？

A がん薬物療法や放射線療法の治療中や治療後の患者さんに対して，運動療法を行うことを推奨します。

解説 がん薬物療法や放射線療法の治療中や治療後の患者さんでは，がんそのものや治療に伴うさまざまな副作用や合併症が生じることがあります。がん薬物療法では，白血球・赤血球・血小板の減少（「骨髄抑制」とよばれます），吐き気，身体のだるさ，手足のしびれ（「末梢神経障害」とよばれます）などが高頻度で出現します。また，腎臓や心臓，肺の障害などの重度の副作用が生じることもあります。放射線療法では，治療直後に放射線宿酔（酔っ払ったような症状），脳浮腫，皮膚炎，口内炎や下痢などの副作用が生じる可能性があります。また，治療後数カ月〜数年経ってから脊髄や末梢神経の障害，リンパ浮腫，大腿骨頭壊死などの副作用が生じることもあります。

　このような副作用や合併症が原因となり，また，痛みや栄養障害，睡眠障害や不安・うつ症状などの精神症状が重なって生じることで，身体活動や身体機能の低下につながります。そのような状態では活動時の疲労が強く出てしまい，身体活動のさらなる低下や体力の低下の悪循環が引き起こされます（**図1**）。この悪循環によって日常生活活動（ADL）や家事，就学・就労，余暇活動などの手段的日常生活活動（instrumental activities of daily living：IADL）や社会活動が制限され，QOL（生活の質）が低下してしまいます。そのため，がん薬物療法や放射線療法の治療中や治療後では，がん患者さんが陥る悪循環を断ち切り，機能障害やADLの低下を予防することが重要であり，治療開始後のできるだけ早い時期からリハビリテーション（運動療法）を開始することが望まれます。

　それでは，リハビリテーションではどのような運動療法を行うのでしょうか。アメリカスポーツ医学会のガイドラインでは，がん薬物療法や放射線療法などのがん治療中や治療後であっても運動療法は安全に行うことができると述べられています（p4

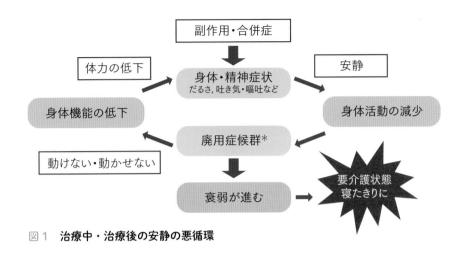

図1　治療中・治療後の安静の悪循環

参照）。また，運動療法としては，筋力トレーニング，有酸素運動，生活指導を中心に行っていきます。筋力トレーニングには，スクワットなどの自分の体重で負荷をかけて行う自重トレーニング，ダンベルなどのおもりやゴムバンドを用いる方法やマシントレーニングがあります。大胸筋や広背筋，大腿四頭筋などの大きな筋肉を中心に，各筋8〜12回行います。運動の強さは，自覚的に「ややきつい」と感じる強さ（自覚的運動強度）が目安になります。筋力トレーニングは週3〜5回行うことが効果的です。有酸素運動は，エルゴメータやトレッドミルだけでなく，ウォーキングでも効果が証明されています。「ややきつい」と感じる強さで1回20〜30分，週3〜5日行います。がん薬物療法や放射線療法の治療中には，副作用や身体症状により身体活動の制限が必要なときもありますが，有酸素運動を行うことで身体のだるさや疲労などの副作用が軽くなるとの研究報告もありますので，基本的にはできるだけ日常生活上での身体活動を維持・増加することが推奨されます。

　運動療法はがん薬物療法や放射線療法の治療中にも行いますが，副作用や合併症によりさまざまな身体症状が生じます。また，白血球や赤血球，血小板が減少し，感染しやすかったり，貧血症状や出血が出現しやすい状態となっています。そのため，運動を行ってもよいか，どのような運動をどの程度行えばよいかを担当の医療スタッフに相談しましょう。

＊廃用症候群
　　過度に安静にすることや活動性が低下したことにより，身体に生じるさまざまな心身の症状や機能の低下のことをいいます。

Q2 がん薬物療法や放射線療法の治療中や治療後の認知機能障害に対して，リハビリテーションを行った方がよいでしょうか？

A ①がん薬物療法や放射線療法の治療中や治療後に認知機能障害がある患者さんに対して，運動療法を行うことを推奨します。
②がん薬物療法や放射線療法の治療中や治療後に認知機能障害がある患者さんに対して，認知機能訓練を行うことを提案します。

解説　がん治療の進歩により生存率が向上し，がんサバイバー（がんと診断されて治療中の患者さん，がん治療が終了した患者さんを含めてよびます）が増加しています。がんサバイバーでは，がん治療を行うなかでさまざまな副作用が出現しますが，認知機能障害*もそのひとつです。最近では，がん薬物療法の治療中から治療後にかけて，記憶力の低下や注意機能の低下，遂行機能障害*などの高次脳機能障害が出現することが報告されています。これは「ケモブレイン」とよばれています。ケモブレインはがん薬物療法の治療中や治療後の患者さんの 17〜70％に出現するといわれています。また，がん患者さんでは，がん治療前から何らかの認知機能障害が認められることも報告されています。がん患者さんに認められる認知機能障害を総称して「がん関連認知機能障害」（cancer related cognitive impairment: CRCI）とよびます。がん治療前の約30％の患者さん，治療中の約75％の患者さんに認知機能障害が認められ，このうちの35％は治療終了後も数カ月から数年にわたって症状が持続しているとの報告もあります。

　がん患者さんの認知機能は，がん治療の選択や社会生活を送るうえで非常に重要な

＊**認知機能障害**
　　言葉を記憶したり，物事に注意を向けたり，それにもとづいて行動を構成したり，実際の作業を行うことに困難が生じる状態のことをいいます。
＊**遂行機能障害**
　　物事を順序立てて行うことが難しくなる状態のことをいいます。

機能であり，治療の継続が困難となるだけでなく，意思決定や家族とのコミュニケーション，また，就学・就労などにも悪影響を及ぼしQOLの低下につながってしまいます。そのため，がん患者さんの認知機能障害を的確に評価し，リハビリテーションを行うことが重要です。

それでは，どのようなリハビリテーションを行うのでしょうか。認知機能障害に対するリハビリテーションには，運動療法，認知機能訓練（認知行動療法や注意機能や記憶，遂行機能の改善を目指した認知トレーニング）および日常生活での対処方法の指導（「コーピングストラテジー」とよびます）があります。

運動療法では，中等度～高強度の有酸素運動（会話はできるが，歌は歌えない程度～止まって息をしないと，少ししか話せない程度の強度でのウォーキングやエルゴメータなど）やパソコンの画面上に提示される速度にあわせて自転車をこぐフィードバック療法という治療が実践されています。フィードバック療法やその他の認知行動療法，認知トレーニングは専門家の指導が必要となりますので，担当の医療スタッフに相談しましょう。

日常生活での対処方法の指導（コーピングストラテジー：表1）としては，必要なことを書き出すこと，リマインダーとして何らかの手がかりを残すことなどが有効とされています。また，作業を行うときには一度にひとつのことだけを行うこと，作業を行うときには焦らないこと，自分の失敗を許容すること，自分のやるべき作業をルーティン化すること，物の置き場所を一定にすることなどが有効とされています。さらに，日常生活のなかでストレスを減らすこと，脳の疲労を減らすこと，定期的な運

表1 **日常生活での対処方法の指導（コーピングストラテジー）例**

個人的な マネジメント	・書き留める ・ひとつのことに集中する ・急がない	・間違いを許容する ・思い出すための手がかりをもつ ・スケジュールをルーティンで組むようにする
物理的な サポート	・物を同じ場所に置く	・補助具を使用する（GPSなど）
社会的環境	・支援してくれ容認してくれる社会環境を探す ・認知機能の変化について患者と家族に十分な情報が提供されている ・コミュニケーションをしっかりとって周囲からのサポートを引き出す	
ストレスと 脳疲労の軽減	・運動 ・瞑想 ・リラクゼーション	・ヨガ ・十分な睡眠確保
精神面への刺激	・クロスワードパズル ・ナンバープレース	・言葉探しゲーム

動を実施することも非常に重要です。

　リハビリテーションはがん薬物療法や放射線療法の治療中にも行いますが，治療の副作用や合併症によりさまざまな身体症状が生じます。また，白血球や赤血球，血小板が減少し，感染しやすかったり，貧血症状や出血が出現しやすい状態となっていますので，運動の種類や強さなどに注意が必要です。また，認知行動療法など専門家の指導が必要な治療もありますので，担当の医療スタッフに相談しましょう。

Q3 高齢者ががん薬物療法や放射線療法の治療を受ける場合，高齢者特有の評価・検査はありますか？

A がん薬物療法や放射線療法の治療を受ける予定の高齢患者さんに対して，治療前に高齢者機能評価を行うことを提案します。

解説　わが国のがん患者さんの約75％が65歳以上の高齢者であり，その割合は年々増加しています。高齢がん患者さんは，加齢とともに併存疾患が増え，尿失禁，転倒，体重減少，めまい，視力低下などさまざまな症状（「老年症候群」とよびます）が出現します。これらの症状が生じている患者さんではADLが低下してしまう危険性が高くなります。それに加えて，高齢がん患者さんでは，併存疾患に対する内服薬の増加，認知機能の低下や抑うつなどの精神・心理的な問題，家族形態や経済状況などの社会的な問題も存在します。近年，老年医学の分野では，高齢者の健康寿命や要介護状態に影響を与える要因として「フレイル」＊が注目されています。がん医療の分野でも，フレイルががん治療にどのような影響を及ぼすのか検証が行われています。

> ＊**フレイル**
> 　加齢により心身が老い衰えた状態のことをいいます。

特にがん薬物療法や放射線療法を受ける高齢がん患者さんでは，老年症候群により
すでにフレイルに陥っている可能性が高く，また，内服薬の増加や加齢による薬物の
代謝および排泄機能の低下によって副作用が出現しやすくなっています。治療前から
フレイルがある高齢がん患者さんでは，がん薬物療法や放射線療法を完遂できなかっ
たり，生命予後にも影響が出たりすることが報告されています。そのため，治療前か
らフレイルを評価し，評価結果にもとづいて積極的なリハビリテーションを行うこと
が勧められます。フレイルの簡便な評価方法については，9章の表2（p79）を参照
してください。

　それでは，治療前にフレイルと判定された場合はどうしたらよいのでしょうか。そ
の場合は，がん薬物療法や放射線療法前のできるだけ早い時期からリハビリテーショ
ンを開始することが勧められます。アメリカがん協会（American Cancer Society：
ACS）による『がんサバイバーのための栄養と身体活動のガイドライン』では，が
ん患者さんの健康維持のために，少なくとも週150分以上の中等度の強度の有酸素
運動（会話はできるが，歌は歌えない程度の運動），もしくは，週75分以上の高強
度の有酸素運動（止まって息をしないと，少ししか話せない程度の運動）を行うとと
もに，週2回以上の筋力トレーニングを行うことが推奨されています。65歳以上の
高齢がん患者さんでも，可能であれば同程度の身体活動を維持すること，慢性疾患な
どで身体活動に制限がある場合は，不活動の時間をできるだけ避け，患者さん個々の
能力に応じて可能な限り身体活動を維持・増加させることが推奨されています。運動
療法は，筋力トレーニングと有酸素運動で構成されます。筋力トレーニングは，大き
い筋肉（膝・股関節周囲筋，下腿三頭筋，大胸筋・広背筋，上腕二頭筋・三頭筋，腹
直筋など）を中心に，「ややきつい」と感じる強さで各運動を8〜12回，1〜2セット，
週3〜5日行います。有酸素運動は，ウォーキング，エルゴメータやトレッドミルな
どを用いて，「ややきつい」と感じる強さで1回20〜30分，週3〜5日行います。ま
た，体力が落ちて虚弱な状態であったり，治療による副作用や合併症により何らかの
症状が生じている高齢患者さんでは，横になっている時間をできるだけ減らし，椅子
に腰をかけたり，足踏みなどの運動を行うことが重要です。可能であれば，家の周り
を散歩したり買い物に出かけたりする時間をもちましょう。

　高齢患者さんでは，個々の体力や身体機能に差がありますので，運動を行ってもよ
いか，どのような運動をどの程度行えばよいかを担当の医療スタッフに相談しましょ
う。

Q4 がん薬物療法や放射線療法の治療中や治療後に，運動療法や栄養療法を行った方がよいでしょうか？

A がん薬物療法や放射線療法の治療中や治療後の患者さんに対して，運動療法とあわせて栄養療法を行うことを提案します。

解説 がん薬物療法や放射線療法，また，がんの進行とともに多くのがん患者さんが食欲不振や体重減少を経験し，徐々に栄養障害を引き起こすこともあります。がん患者さんの半数以上に中等度以上の食欲不振が認められます。体重減少はがんの原発巣や進行度により差はありますが，がん患者さんの30〜80％に認められるといわれています。栄養障害は，がん患者さんの身体活動やADL，QOLを低下させるだけでなく，がん治療の継続にも悪影響を与え，生命予後の悪化を招く要因にもなります。

がん薬物療法による治療中や治療後の患者さんでは，吐き気・嘔吐，食欲不振，口内炎，下痢，便秘などの副作用によって食事量が減少してしまいます。また，疲れやすさや身体のだるさが生じることで，ますます食欲が低下し栄養状態の悪化を招いてしまいます。体重や筋肉量が減少してしまうと副作用が強く出るようになり，さらに栄養状態の悪化につながります。放射線療法による治療中や治療後の患者さんでは，放射線宿酔（酔っ払ったような症状），吐き気・嘔吐，下痢，食欲不振，粘膜炎などの副作用によって食事量が減少してしまいます。とくに，頭頸部がんに対するがん薬物療法・放射線療法による咽頭潰瘍（粘膜炎）では，痛みが強烈なため，食事を摂ることが難しくなり，また，痛みのため経鼻栄養チューブの留置も困難で，点滴による栄養に限られるため，栄養障害が進んでしまいます。がん薬物療法や放射線療法の副作用（吐き気・嘔吐や食欲不振など）やがんの進行は体重減少を引き起こし，サルコペニア＊やがん悪液質＊につながり，生命予後にも悪影響を及ぼします。

そのため，がん薬物療法や放射線療法の治療中や治療後では，身体機能や精神機能の評価だけでなく，栄養状態，体重の変化，食事摂取の状況，体組成などリハビリテーション栄養の観点からの評価が必要となります。また，身体機能の維持や体重維持

のため，運動療法とあわせて栄養療法を行うことが重要となります。がん薬物療法や放射線療法に伴う栄養障害に対しては，管理栄養士が中心となり，医師，看護師，およびリハビリテーション専門職と協働し，運動療法（運動指導を含む）とともに栄養指導（食事内容，摂取カロリー，栄養素，体組成測定など）を行います。

　それでは，実際にはどのように運動療法や栄養療法を行うのでしょうか。運動療法については，アメリカスポーツ医学会のガイドラインで提示されているように，筋力トレーニング，有酸素運動，生活指導を中心に行っていきます（p4 参照）。筋力トレーニングには，スクワットなどの自分の体重で負荷をかけて行う自重トレーニング，ダンベルなどのおもりやゴムバンドを用いる方法やマシントレーニングがあります。大胸筋や広背筋，大腿四頭筋などの大きな筋肉を中心に，各筋 8〜12 回行います。運動の強さは，自覚的に「ややきつい」と感じる強さ（自覚的運動強度）が目安になります。筋力トレーニングは週 3〜5 回行うことが効果的です。有酸素運動は，エルゴメータやトレッドミルだけでなく，ウォーキングでも効果が証明されています。「ややきつい」と感じる強さで 1 回 20〜30 分，週 3〜5 日行います。がん薬物療法や放射線療法の治療中には，副作用や身体症状により身体活動を制限する必要があるときもありますが，基本的にはできるだけ日常生活上での身体活動を維持・増加することが推奨されています。

　栄養療法については，がん薬物療法や放射線療法による副作用の予防・緩和を行いながら，副作用や栄養障害の程度に応じた対応が必要となります。がん薬物療法および放射線療法による副作用の症状と対応例を**図 2** および**表 2** に示します。

　運動療法は，がん薬物療法や放射線療法の治療中にも行いますが，治療の副作用や合併症によりさまざまな身体症状が生じます。また，白血球や赤血球，血小板が減少し，感染しやすかったり，貧血症状や出血が出現しやすい状態となっていますので，運動の種類や強さなどに注意が必要です。また，栄養療法は専門家の指導が必要な場合もありますので，担当の医療スタッフに相談しましょう。

＊**サルコペニア**
　　加齢により生じる筋肉量の減少と筋力の低下のことをいいます。
＊**がん悪液質**
　　通常の栄養サポートでは完全に回復することができず進行性の機能障害にいたる，骨格筋量の持続的な減少（脂肪量減少の有無を問わない）を特徴とする，さまざまな要因によって引き起こされる症候群のことをいいます。

がん薬物療法	投与日 ————————————	1週目 ————————————	2週目 ——————→
副作用の発症時期		2～7日	7～14日

副作用と
対応例

吐き気・嘔吐

- 治療前に軽く食事をし，治療後数時間は固形物を控える。
- 食品のにおいや記憶によっても起こるので，食品にも配慮する。
- 一度に多量に摂らず，少量ずつ食べる。
- 胃の停滞時間が短い炭水化物を含む食品を中心とし，脂質の多い食品は控える。
- 嘔吐がある場合は，水分やカリウムなどの損失を考慮し補給する。
- 薬剤（吐き気止め）で症状のコントロールを行う。

食欲不振

- 食欲不振の原因を明らかにする。
- すぐ食べられる工夫をする。
- 少量ずつ，頻回に食べる。
- 楽しく食べられる工夫をする。

味覚障害

- 味覚障害は数週間～半年で回復するとされているため，対応をあきらめない。
- 出汁，薬味，香辛料，酸味を利用する。
- 亜鉛不足や使用薬剤をチェックする。
- 歯磨きやうがいによる口腔ケアを行う。

口内炎

- 水分が多く，軟らかい，口あたりのよい食品の活用。
- 少量の油脂類を加えて飲み込みやすくする。
- あんかけやソースをからめるなど，とろみを活用する。
- 食事は飲み物や汁物とセットで食べる。
- 熱い，辛い，酸っぱいなど刺激の強い食品，硬く乾燥した食品は避ける。
- 痛みが強い場合には，食品の形状をゼリー状やピューレ状にする。

図2　**がん薬物療法による副作用の症状と対応例**

表2 **放射線療法による副作用の症状と対応例**

口内炎	・酸味の強い食品，刺激の強い香辛料は控える ・口内炎が広範囲の場合は，食塩・しょうゆの使用は控える ・粘膜を傷つけないように柔らかく煮込む ・うま味を利用した，出汁中心の調理にする ・食事時間に合わせて粘膜保護薬や鎮痛薬を使用する
口内乾燥	・食事前に水分摂取やうがいをする ・食事中も水分を摂取しながら食べると飲み込みやすい ・水分の多い食品（お粥，麺類など）にしたり，とろみをつける工夫を行う
味覚障害	・亜鉛を含む食品を摂取する（牡蠣，うなぎ，チーズ，レバーなど） ・甘みを苦みと感じる場合は塩味を中心とし，砂糖やしょうゆの味つけは避ける ・味に不快感がある，または味を感じない場合は，口腔内停滞時間を短縮させるために飲み込みやすい料理にする ・味を強く感じる場合は，食材本来の味を活かし，味つけをしない，または薄味にする
嚥下困難	・飲み込みやすい食品とする（卵豆腐，プリン，ゼリーなど） ・適度な粘度があり，まとまりやすい形態にする（片栗粉の使用）
食欲不振	・食べたいときに，食べられる量から，食べたいものを摂取する ・栄養補助食品を活用する
吐き気・嘔吐	・症状出現のパターンにあわせて食事時間を調整する ・脂肪分が多い，甘い物など嗜好品は避ける ・冷たく喉ごしがよい食品が好まれる ・食事は少量ずつ摂取する
下痢	・脱水を防ぐために，十分に水分を摂取する ・消化のよい食品を摂取する ・刺激の強い香辛料は控える
直腸出血	・酸化マグネシウムなどを用いて便を軟らかくコントロールする ・アルコールや唐辛子など腸に刺激となる食品の摂取は控える

第 11 章
進行がん・末期がん

Q1 がんが進行し，緩和ケアが主体となった時期でも，リハビリテーションを行った方がよいでしょうか？

A ①がんが進行し，緩和ケアが主体となった時期でも，症状の進行や苦痛症状にあわせた包括的リハビリテーションを行うことを提案します。
②がんが進行し，根治治療が難しくなった患者さんに対して，全身状態が安定している場合に，評価や結果を十分に把握して運動療法を行うことを提案します。
③がんが進行した患者さんに対して，リハビリテーション専門職を含む多職種チーム医療・アプローチをすることを提案します。

 解説

▶ 包括的リハビリテーションを行う場合

　包括的リハビリテーションとは，身体機能の回復や日常生活活動（ADL）の改善を目的とした訓練に加えて，苦痛症状にあわせたマッサージや関節を動かすといった徒手療法*，あるいは，呼吸排痰訓練などを組み合わせて行うことをいいます。

　包括的リハビリテーションを行った場合の効果については，まだ十分な検証が行われていませんが，6分間で歩ける距離，階段昇降，筋力といった身体機能などに改善を認め，ADLも維持・改善することが示されています。また，痛みや倦怠感の改善，精神心理的にも抑うつや不安，気分や精神的な苦痛の改善が，さらにはQOL（生活

＊徒手療法
　理学療法士や作業療法士などが直接的に手で関節を動かしやすくしたり，筋肉の収縮を促したり，動作（動き）を誘導するなどすることを「徒手的」といい，このような治療を徒手療法といいます。

の質）も改善がみられています。なお，満足度については，患者さん本人がリハビリテーションを有効だったとするだけではなく，家族もリハビリテーションが有効であったとする報告があります。

痛み・呼吸困難の増悪・精神心理面の負担といった副作用については報告も少なく，発症の頻度もごくわずかでした。

▶ 評価や結果を十分に把握して運動療法を行う場合

がんの患者さんの治療中・治療後における運動療法は，必要なリスク管理のもとに行えば安全であり，体力，筋力，QOL，倦怠感の改善に有効であることが示されています。

根治治療が難しくなった時期の運動療法の効果については，まだ十分な結果，検証がみられませんが，運動療法の内容や負荷量，実施状況を把握しながら実施すると，往復持久走（シャトルラン），1歩の歩幅や握力といった身体機能などの改善がみられ，QOLも向上することが報告されています。

なお，骨折の発生，痛みや呼吸困難などの身体症状の増悪といった副作用の報告はありませんでした。

▶ リハビリテーション専門職を含む多職種チーム医療・アプローチをする場合

がん患者さんはさまざまで複雑な問題を抱えていることが多いため，その問題を多角的に評価して解決していくために多職種でのかかわりが推奨されています（図1）。

進行がん患者さんへの多職種でのチーム医療・アプローチの効果に関しては，まだ十分な検証が行われていないのが現状ですが，呼吸困難感が軽減するとともに，費用対効果や満足度も高いといった報告があります。well-being＊，QOL，精神心理面については改善がみられたとの報告がありますが，エビデンスは弱い評価となっています。

＊ **well-being**
　“well-being”とは，世界保健機関（WHO）が示す「健康とは，病気でないとか，弱っていないということではなく，肉体的にも，精神的にも，そして社会的にも，すべてが満たされた状態」のことをいいます。

なお，QOL，精神心理面の増悪に影響するといった副作用の報告はありませんでした。

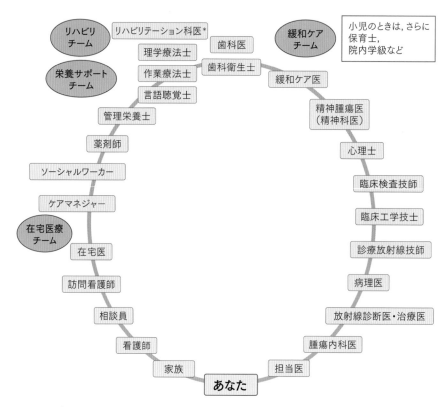

図1　チーム医療のイメージ
＊「リハビリテーション科医」は筆者加筆
　　　　（国立がん研究センターがん情報サービス．がんに携わる"チーム医療"を知ろう．より一部改変）

文 献 ··

1）国立がん研究センターがん情報サービス．がんに携わる"チーム医療"を知ろう．
　　https://ganjoho.jp/public/dia_tre/dia_tre_diagnosis/index.html（最終アクセス日：2022年9月1日）

Q2 がんが進行し，緩和ケアが主体となった時期の苦痛症状に対して，リハビリテーションを行った方がよいでしょうか？

A
①病状の進行ととともに，苦痛症状に対して包括的リハビリテーションを行うことを提案します。
②緩和ケアが主体となった時期の苦痛症状，痛みや呼吸困難などの症状緩和には，患者教育を行うことを提案します。
③痛み（胃痛などの内臓痛を除く）を有するがん患者さんに対しては，痛みの緩和を目的とした経皮的電気神経刺激（TENS）を行うことを提案します。

解説

▶ 包括的リハビリテーションを行う場合

　包括的リハビリテーションとは，身体機能の回復や ADL の改善を目的とした訓練に加えて，苦痛症状にあわせたマッサージや関節を動かしやすくするといった徒手療法，あるいは，呼吸排痰訓練などを組み合わせて行うことをいいます。

　苦痛症状のうち痛みについては，徒手療法と局所・全身の運動，固有受容性神経筋促通法（proprioceptive neuromuscular facilitation：PNF）＊という筋の収縮を高める手技をあわせて行ったところ，痛みの改善を認めており，エビデンスも中等度と示されています。また，倦怠感については，四肢の運動，筋肉と筋膜の伸縮（筋膜リリース）＊，筋肉の収縮を促す手技（PNF）を行うことで改善を認めています。

＊ PNF（proprioceptive neuromuscular facilitation：固有受容性神経筋促通法）
　身体の位置や動きといった感覚だけではなく，視覚や聴覚などのさまざまな感覚への刺激を活用して，弱くなった筋肉の収縮を促し，筋力の向上や骨や関節の機能を改善する徒手的な方法のことをいいます。

その他，6分間で歩ける距離，階段昇降，筋力などの身体機能やADLでも改善がみられています。

なお，痛み・呼吸困難・精神心理面の負担の増悪といった副作用はありませんでした。

▶ 患者教育を行う場合

がんが進行し，緩和ケアが主体となった時期の患者さんが抱える苦痛症状はADLを低下させるため，症状緩和を適切に行うことはADLの維持・改善だけではなく，QOLの維持・向上にとっても大切です。しかし，進行した終末期のがん患者さんへのエビデンスは十分に得られていない現状もあります。

痛みに対する冊子やビデオの提供による患者教育では，開始から1週間後には痛みの改善を認めています。さらに，痛みについての教育ではQOLの改善がみられたという報告もあります。

呼吸困難に対しては，呼吸困難への対処方法についてのアドバイスやサポート，呼吸法の訓練，リラクゼーションの方法などの患者教育を行ったところ，8週後には改善を認めたという報告があります。また，呼吸困難が改善したことにより，運動機能や活動性，また抑うつも改善がみられています。

この他，症状の管理教育や漸進的筋弛緩法＊などにより倦怠感が軽減すること，痛みについての教育により不安や抑うつが軽減するといった精神心理面の改善の報告があります。

なお，身体症状（痛み・呼吸困難など）の増悪や精神心理面での負担といった副作用の報告はみられていません。

＊筋膜リリース

　筋肉は「筋膜」という膜につつまれていますが，この膜が硬くなったり動きが鈍くなると，身体や関節の動きが悪くなり，痛みが生じます。「筋膜リリース」は，この筋膜の動きを促し，痛みの緩和を図ることで身体の動きをよくする徒手的な方法のことをいいます。

＊漸進的筋弛緩法（progressive relaxation）

　筋肉に力を入れるなど緊張させた後に力を抜いて弛緩するときに感じることができる「くつろぎ」の感覚を体験し，力を抜く（筋肉を弛緩する）範囲を徐々に広げていくようにします。このように筋肉の緊張を和らげることで不安などを軽減するように行動を促す治療法のことをいいます。

▶ 経皮的電気神経刺激（TENS）を行う場合

　経皮的電気神経刺激（transcutaneous electrical nerve stimulation：TENS）*は物理療法のひとつであり，一般的な慢性的な痛みに対する有効性が確認されています。しかし，がん患者さんの疼痛緩和の効果については，まだ十分な検証は行われていません。

　実際，研究報告でも痛みが軽減したという報告，差を認めなかったという報告があります。しかし，痛みの軽減を認めなかった報告でもTENSの満足度は高く，継続してTENSを実施している例が多かったと報告しています。

　なお，副作用の報告は少なく，副作用があったとする報告もTENSの治療介入を主な原因としたものではありませんでした。

〈参考〉 呼吸困難の自己管理のための基本原則

①息苦しくなる動作を理解する
②呼吸困難に慣れる
③自ら呼吸を整えることを覚える：パニックコントロールに従って呼吸を調節する
④負担のかからない動作の方法や要領を習得する：前屈み動作，上肢を挙上する動作，息こらえ動作などは呼吸困難が生じやすい
⑤ゆっくり動作を行う
⑥休息の取り方を工夫する：息苦しさが出現する前に計画的に休息を入れる，呼吸困難の軽減に有用な姿勢の取り方や呼吸法を取り入れる
⑦計画性をもった余裕のある生活リズムの確立
⑧低酸素血症が強い場合には適切な酸素吸入を行う
⑨居住環境の整備，道具の利用：効率よく動けるよう，また負担を軽減するために環境の整備や，道具の利用などを検討する

（日本呼吸ケア・リハビリテーション学会，日本呼吸器学会，日本リハビリテーション医学会，日本理学療法士協会（編）．呼吸リハビリテーションマニュアル－運動療法－第2版．p68，照林社，2012．より）

文 献 ……………………………………………………………………………………

1）　日本呼吸ケア・リハビリテーション学会，日本呼吸器学会，日本リハビリテーション医学会，日本理学療法士協会（編）．呼吸リハビリテーションマニュアル－運動療法－第2版．p68，照林社，2012．

＊TENS（transcutaneous electrical nerve stimulation：経皮的電気神経刺激）
　　低周波のように，痛みを抑制する電気刺激による治療方法のことをいいます。鎮痛の効果は色々な研究結果がありますが，痛みを脳に伝える神経よりも太い神経に伝わる感覚があると痛みが和らぐといった「ゲートコントロール理論」はそのひとつです。

Q3 がんや治療に関連した痛みがある患者さんにはどのようなリハビリテーションがありますか？

A ①がんに関連した痛み（内臓痛を除く）がある患者さんに対しては，痛みの緩和を目的とした経皮的電気神経刺激（TENS）を行うことを提案します。

②がんや治療に関連した痛みがある患者さんに対しては，症状の進行や苦痛症状にあわせた包括的リハビリテーションを提案します。

③がんや治療に関連した痛みがある患者さんに対しては，痛みや呼吸困難などの症状緩和を目的とした患者教育を行うことを提案します。

④がんや治療に関連した痛みがある患者さんに対しては，症状緩和を目的としたマッサージを行うことを提案します。

解説

▶ TENS を行う場合

　痛みに対するリハビリテーションには，マッサージや筋膜リリースなどの徒手療法，温熱療法や超音波療法などの物理療法といった身体的介入だけではなく，認知療法や行動変容なども含まれています。このうち TENS は物理療法のひとつ（**表1**）で，一般的な慢性的な痛みに対する有効性が確認されています。しかし，がん患者さんの痛みを緩和する効果については，まだ十分な検証が行われていません。

　研究報告では，痛む部位への TENS（連続刺激，80Hz，200μs，1回60分，2〜7日）で痛みが軽減したという報告がありますが，TENS（連続刺激，高強度だが適度な強度）では痛みの軽減を認めなかったという報告があります。しかし，痛みの軽減を認めなかった報告でも，TENS の満足度は高く，継続して TENS を実施している例が多かったとしています。

表1　物理療法の種類

温熱療法	ホットパック，パラフィン浴，極超短波，超音波，渦流浴
寒冷療法	コールドパック・アイスマッサージ
水治療法	全身浴（ハバードタンク），水中運動療法，水中歩行訓練，渦流浴
電気刺激療法	経皮的電気神経刺激（TENS）
光線療法	紫外線療法，低出力レーザー
振動療法	バイブレーター

（日本がんリハビリテーション研究会．がんのリハビリテーション診療ベストプラクティス第2版．p273．金原出版，2020．より改変）

　なお，痛みの増悪の報告は少なく，その発生頻度も少ないことから副作用とはしていません。

▶ 包括的リハビリテーションを行う場合

　緩和ケアを主体とする進行がん患者さんに対して，緩和ケアチームは大きな役割を果たしています。そのなかでリハビリテーション専門職は不可欠で，包括的リハビリテーションにより患者さんの機能の改善や症状の自己管理の修得を目指しています。

　痛みについては，徒手療法と局所・全身の運動，固有受容性神経筋促通法（PNF）をあわせて行ったところ，改善を認めたという報告があり，エビデンスも中等度と示されています。

　その他，身体機能の改善やADLの維持の他，倦怠感の改善，精神心理面の改善，QOLの改善，満足度ではエビデンスは中等度が示されています。

　なお，痛みの他，呼吸困難，精神心理面の負担の増悪といった副作用の報告はありませんでした。

▶ 患者教育を行う場合

　緩和ケアが主体の時期のリハビリテーションでは，症状緩和を目的とした患者さんへの教育は重要ですが，進行した終末期のがん患者さんでのエビデンスは十分に得られていない現状もあります。

　患者教育の報告では，痛みの改善について，冊子やビデオを用いた教育と電話による症状のモニタリング，通常のケアの他に冊子とビデオの提供，また，冊子による教

育的な情報提供と質問への対応で中等度のエビデンスが示されています。

　なお，身体症状（疼痛，呼吸困難など）や精神心理面の負担の増悪といった副作用の報告はみられていません。

▶ マッサージを行う場合

　マッサージは，がん患者さんの痛みの緩和や不安の軽減などを目的としていますが，進行期や終末期のがん患者さんへの効果については限られているところがあります。

　痛みについては，マッサージの訓練を受けた看護師による1回45分，3日間の全身のマッサージで改善したという報告があります。一方で，マッサージ師による1回30分，2週間に6回のマッサージでは短期的には改善がみられたが，長期的には差はみられなかったという報告などがあり，マッサージの部位，手技や方法，評価時期などの課題からエビデンスは低い評価となっています。

　なお，痛みの増悪といった副作用は，わずかな副作用の報告がありましたが，マッサージが主な原因ではありませんでした。

文 献 ··

1）日本がんリハビリテーション研究会．がんのリハビリテーション診療ベストプラクティス第2版．p273, 金原出版, 2020.

Q4 がんが進行し，緩和ケアが主体となった時期の苦痛症状に対して，マッサージを行った方がよいでしょうか？

A ①がんが進行し，緩和ケアが主体となった時期の苦痛症状に対しては，症状緩和を目的としたマッサージを行うことを提案します。
②がんが進行し，緩和ケアが主体となった時期の苦痛症状に対しては，マッサージの他，包括的リハビリテーションや患者教育を提案します。

 解説 緩和ケアが主体となった進行がん患者さんの苦痛症状については，明確に定義はされていないようです。ここでは，身体機能や ADL といった身体的な症状ではなく，痛み，倦怠感，呼吸困難，精神心理面，QOL，満足度を対象とします。

▶ マッサージを行う場合

　マッサージは，がん患者さんの痛みの緩和や不安の軽減などを目的としていますが，進行期や終末期のがん患者さんへの効果については限られているところがあります。

　痛みについては，改善がみられたという報告の他，改善が主に短期的効果であったという報告もありますが，マッサージの部位，手技や方法，評価時期などの課題もあり，エビデンスは低い評価となっています。

　また，精神心理面（抑うつ，不安，気分など）については，気分の改善がみられたという報告はありますが，気分・抑うつに対しては効果が短期的であること，不安については改善を認めなかったため，エビデンスは低いという評価になっています。

　なお，痛みの増悪といった副作用の報告は，マッサージの介入によるものではありませんでした。

▶ 包括的リハビリテーションを行う場合

痛みについては，徒手療法と局所・全身の運動，固有受容性神経筋促通法（PNF）をあわせた包括的リハビリテーションを行ったところ，痛みの改善を認めており，エビデンスも中等度と示されています。

倦怠感については，四肢の運動と筋肉と筋膜の伸縮，筋肉の収縮を促す手技（筋膜リリース），PNFをすることで改善を認め，エビデンスも中等度を示しています。

精神心理面では，徒手療法と局所・全身の運動，PNFをあわせて行ったところ，精神的苦痛で改善を認め，エビデンスは中等度を示しています。

なお，痛み，呼吸困難，精神心理面の負担の増悪といった副作用の報告は少なく，発症頻度も少なく軽微なものでした。

▶ 患者教育を行う場合

痛みについては，看護師がビデオ・冊子を用いた教育と電話による症状モニタリング等の患者教育を行ったところ改善を認め，エビデンスも中等度を示しています。

倦怠感では，看護師による症状管理の教育や漸進的筋弛緩法を活用した心理的教育介入により改善を認め，エビデンスは中等度を示しています。

呼吸困難については，症状管理に関する心理的介入，看護師による呼吸困難に対する詳細な評価，患者・家族に対する呼吸困難への対処方法についてのアドバイスやサポート，呼吸法の練習，リラクゼーション方法の指導などを行うことにより改善がみられ，エビデンスも高い評価となっています。

精神心理面では，痛みについての教育に関する介入，看護師による患者と家族に対する緩和ケアの心理的教育，呼吸困難に対する管理教育に関する介入により改善を認めましたが，エビデンスは低い評価となっています。

なお，身体症状（痛み，呼吸困難など）の増悪や精神心理面の負担に関しては，副作用の報告はみられず，教育的介入は進行がんの対象者でも有益であるとの報告があります。

JASCC がん支持医療ガイドシリーズ

患者さんのための
がんのリハビリテーション診療 Q&A

2023 年 6 月20日　第 1 版第 1 刷発行

監　修　公益社団法人 日本リハビリテーション医学会
編　集　一般社団法人 日本がんサポーティブケア学会

発行者　福村　直樹
発行所　金原出版株式会社
　　　　〒 113-0034 東京都文京区湯島 2-31-14
　　　　電話　編集 (03) 3811-7162
　　　　　　　営業 (03) 3811-7184
　　　　FAX　　 (03) 3813-0288　　　　　　　　　　©2023
　　　　振替口座　00120-4-151494　　　　　　　　検印省略
　　　　http://www.kanehara-shuppan.co.jp/　　*Printed in Japan*

ISBN 978-4-307-75065-3　　　DTP ／朝日メディアインターナショナル
　　　　　　　　　　　　　　　　印刷・製本／シナノ印刷

WEB アンケートにご協力ください

読者アンケート（所要時間約3分）にご協力いただいた方の中から
抽選で毎月 10 名の方に図書カード 1,000 円分を贈呈いたします。
アンケート回答はこちらから ➡
https://forms.gle/U6Pa7JzJGfrvaDof8

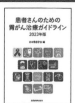
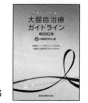
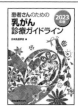
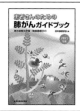
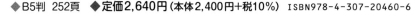
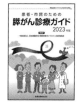
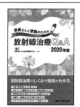